Der Sex des
älteren Mannes

AF191455

Ingo Ebert

Der Sex des älteren Mannes

Ein Ratgeber für ein erfüllendes Liebesleben im Alter

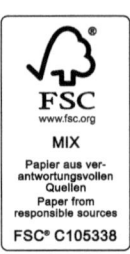

Bibliografische Information der Deutschen Nationalbibliothek:
Die Deutsche Nationalbibliothek verzeichnet diese Publikation
in der Deutschen Nationalbibliografie; detaillierte bibliografische
Daten sind im Internet über dnb.dnb.de abrufbar.

Die automatisierte Analyse des Werkes, um daraus Informationen
insbesondere über Muster, Trends und Korrelationen gemäß § 44b
UrhG (»Text und Data Mining«) zu gewinnen, ist untersagt.

© 2024 Ingo Ebert

Verlag: BoD · Books on Demand GmbH,
In de Tarpen 42, 22848 Norderstedt
Druck: Libri Plureos GmbH,
Friedensallee 273, 22763 Hamburg

ISBN: 978-3-7597-6504-8

Inhaltsverzeichnis

Persönliches Vorwort

Ich habe ein Buch über den Sex des älteren Mannes geschrieben. Ich wurde 1957 geboren, ging zur Schule, machte Abitur, fuhr bei der Marine zur See und studierte. War auch im Ausland. Ich arbeitete, war selbstständig. Ich hatte einige mehrjährige Beziehungen und bin zum dritten Mal verheiratet; Vater mehrerer Kinder.

Ich hatte ein erfülltes Sexualleben. Ziemlich »klassisch« ohne irgendwelche Experimente. Ich wusste, dass sich dieses Sexualleben im Alter ändert, dass es nachlässt, vielleicht sogar zum Erliegen kommt. Kognitiv wusste ich das. Ich spürte im Alter von gut 60 Jahren, dass es kommt. Aber als es dann da war, warf es mich in der Tiefe meiner Seele völlig aus der Bahn. Mein mentaler Absturz war fürchterlich. Ich fand die Vorstellung schrecklich, die nächsten Jahre mit Versagens- und Verlustangst leben zu müssen. Ich hatte keine andere Wahl, als mich intensiv mit dem Thema zu beschäftigen. Das Ergebnis liegt Ihnen vor. Ich zeige, wie es sich anfühlt, impotent zu werden, wie es das Verhalten gegenüber der geliebten Frau verändert, wie sinnvoll die medizinischen Empfehlungen sind und vor allem: wie man aus diesem Loch wieder rauskommt.

Ich habe mich bemüht, meine Überlegungen plausibel zu begründen, aber da ich kein ausgewiesener Fachmann bin, erhebt dieser Text keinen Anspruch auf wissenschaftliche Exaktheit.

Vorab zu meiner Wortwahl im Text: Ich benutze umgangssprachliche Begriffe wie zum Beispiel »Vögeln« statt »Geschlechtsverkehr«. Dieses Wort und Begriffe wie »Kopulieren« oder – noch härter – »Penetration« sind mir für dieses Thema einfach zu brutal. Es geht um gelebte Liebe im Liebesspiel.

In meinem Text verweise ich mehrfach auf Videos und Texte im Internet. Am Ende des Buches habe ich einige Websites im Anhang aufgelistet. Diese Liste erhebt natürlich keinen Anspruch auf Vollständigkeit.

Wir beginnen mit Johann Wolfgang von Goethe (1749–1832)

> *»Gerne der Zeiten ich gedenk,*
> *da alle Glieder gelenkig, –*
> *bis auf eines.*
> *Doch die Zeiten sind vorbei,*
> *steif geworden alle Glieder, –*
> *bis auf eines!«*

Wenn Goethe schon gewusst hätte …!

Kapitel I

Kindheit prägt – meine sexuelle Prägung

Wenn man sich mit dem Sexualleben eines Menschen beschäftigen will, sollte man sich zuerst die gesellschaftliche Situation ansehen, in der der Mensch sozialisiert worden ist; also seine Kindheit und Jugend. In dieser Zeit werden dem jungen Menschen die Gesetze vermittelt, die für ihn Bedeutung haben. Dazu aber auch die ungeschriebenen Gesetze, die Glaubenssätze und die Werte. Man lernt also, dass man nicht in der Nase bohren darf, dass man nicht mit nacktem Finger auf angezogene Leute zeigt, dass man nicht bei Tisch rülpst usw. Es wird einem also beigebracht, wie man sich zu benehmen hat. Dazu auch, was man von anderen Verhaltensweisen zu halten hat. Zum Beispiel von Männern mit langen Haare oder Frauen in kurzen Röcken. Diese Normen gelten im Ansatz für das Leben lang. Erst äußere und/oder innere Umstände geben Anlass, diese ungeschriebenen Normen und Glaubenssätze infrage zu stellen. Wie zum Beispiel mein mentaler Absturz.

Historisches Umfeld

Die Generation, zu der ich gehöre, wird »Baby-Boomer«[1] genannt. Gemeint sind die Geburtsjahrgänge von 1947 bis 1964. Das Wort »Baby-Boomer« klingt sympathisch, vermittelt einen eher wohligen Eindruck. Weniger sympathisch als »Baby-Boomer«, aber für diese Generation genauso richtig ist der Begriff »Kriegsenkel«. Dieses Wort stellt einen Bezug zum Zweiten Weltkrieg her, zum Nationalsozialismus und den Katastrophen der Zeit. Die Menschen, die uns erzogen und aufs Leben vorbereiteten, waren während des Terrorregimes der Nazis und während des Krieges selber Kinder und junge Erwachsene gewesen. Ich vermute, unsere Eltern, die Kriegskinder, waren überwiegend traumatisiert. Wenn beide Elternteile eines Kindes traumatisiert sind, kann die Erziehung des Kindes nicht gesund sein. Das Gleiche gilt dann auch für die ganze Gesellschaft. Die Traumatisierung der Gesellschaft muss den Machthabern, Alliierten und Bundesregierung, bekannt gewesen sein. Als 1955 von der damaligen Regierung unter Aufsicht der alliierten Kontrollmächte die Bundeswehr eingeführt werden sollte, meldeten sich sofort viele Kriegskinder freiwillig zum »Dienst an der Waffe«. Das entsprach der Erziehung der Nazis zum heroisierten Kriegshelden. Diese Freiwilligen wurden aber abgelehnt; man erklärte die Geburtsjahrgänge 1927 bis 1937 zur »Weißen Dekade«. Begründet wurde die

---

1 Quelle: Bundeszentrale für politische Bildung, Akquisos – Fundraising, Generation Babyboomer.

Ablehnung mit dem Alter der 21- bis 30-Jährigen. Sie wurden kurzerhand für zu alt erklärt. Eine therapeutische Aufarbeitung der Kriegstraumata wäre wegen der großen Zahl der Betroffenen nicht möglich gewesen.

In der materiellen Welt, im Äußeren, schufen die Kriegskinder das Wirtschaftswunder; im Inneren, also im Persönlichen und Familiären, hatten die Traumatisierungen sicherlich gewaltige Folgen; die Kriegskinder hatten zum Beispiel folgende pädagogische Leitsätze gelernt: »Flink wie ein Windhund, zäh wie Leder und hart wie Krupp-Stahl« oder auch »Du bist nichts, dein Volk ist alles!«. Das lernten die Jungs und jungen Männer, die Jahre später Väter von Söhnen, den Kriegsenkeln, werden sollten.

Aber auch offizielle Stellen scheuten sich nicht, Nazi-Pädagogik zu benutzen und entsprechend zu empfehlen. Während der NS-Diktatur wurde das Buch »Die deutsche Mutter und ihr erstes Kind« von Dr. Johanna Haarer als Erziehungsratgeber gepriesen. Dieses und andere Bücher von Johanna Haarer wurden von den Nazis als Grundlage der Mütterschulungskurse verwandt. Nach dem Krieg wurde der Text sprachlich »bereinigt«, behielt aber inhaltlich seine Härte gegenüber Kindern bei. In dieser Zeit konnte Johanna Haarer noch bis 1965 bei Gesundheitsämtern arbeiten.

1958 fand die Gleichberechtigung von Mann und Frau Einzug in die Gesetzgebung; bis dahin durften nur Väter ihre Kinder, besonders Söhne, verprügeln. Ab 1958 durften auch Mütter, entsprechend dem Grundsatz der Gleichberechtigung von Mann und Frau im Grundgesetz, ihre Kinder verprügeln. Man beachte: Das Recht zur Züchtigung gem. § 1631 galt bis zum November 2000.

An Schulen hatten Lehrerinnen und Lehrer bis 1973, in Bayern sogar bis 1983, das Recht, Kinder zu züchtigen, das heißt zu schlagen. Ich selber musste das an meiner Grundschule erfahren. Aber: »Indianer weinen nicht!«

So viel zu den juristischen, geschriebenen Gesetzen dieser Zeit. Heute weiß man, dass die gesellschaftliche Akzeptanz und Verbreitung von Gewalt gegen Kinder für diese lebenslange negative Auswirkungen haben. Denn Prügeln wird vom Kind sicherlich als Zurückweisung empfunden. Das kann unter anderem auch zu Verlustängsten in späteren Erwachsenen-Beziehungen führen. Insofern bekommt dieser Aspekt im Verlauf dieses Textes noch an anderer Stelle besondere Bedeutung.

Die gesellschaftliche Grundhaltung, die offizielle Haltung zu Kindern war gewalttätig und menschenverachtend.

Zwischendurch gefragt: Was hat das alles mit Sex zu tun?

Sex ist ein harmonisches Zusammenspiel von Seele und Körper. Wenn in meiner Kindheit meine Seele verletzt worden ist und ich deshalb ein mieses Selbstwertgefühl habe, wirkt sich das auf meine Seele und damit auf meinen Sex aus. Und wenn mein Körper durch Züchtigungen missbraucht worden ist, dann wirkt sich das auf mein Verhältnis zu meinem Körper aus. Und somit auf meinen Sex. Sicherlich sehr einfach dargestellt, aber sicherlich auch nicht von der Hand zu weisen.

Außer den geschriebenen Gesetzen gab es noch die ungeschriebenen Gesetze dieser Zeit, die für mich ebenfalls Auswirkungen hatten. Ich wurde 1957 geboren, Nachkriegsdeutschland, Wirtschaftswunder, Baby-Boomer und Kriegsenkel. Meine Eltern, die Menschen, die mich erzogen, wurden Anfang der 30er-Jahre geboren und wuchsen somit im Wertesystem des Nationalsozialismus auf. Deswegen waren sie nicht Nazis, aber nach Kriegsende und dem Zusammenbruch der NS-Diktatur waren sie verunsichert, denn das, was sie als Kinder gelernt hatten, war nun schlecht. Eine Alternative gab es aber nicht. So mussten alle ihren persönlichen Weg vorsichtig ertasten. Also keine Zeit für nicht überlebensnotwendige Themen. Sexualität war damals kein lebensnotwendiges Thema.

Persönliches und soziales Umfeld

Als ich ungefähr zehn Jahre alt war, erschienen die ersten Aufklärungsbücher.[2] Auch Filme wie »Schulmädchen-«, »Hausfrauen-« und diverse andere Reporte waren Kassenschlager in den Kinos. Es waren einfache Pornofilme, die den Anspruch erhoben, der Aufklärung zu dienen. Sie sorgten für mächtig Furore und die Wellen der öffentlichen Diskussion schlugen hoch. Das

---

2 Zum Beispiel: Oswalt Kolle: »Deine Frau, das unbekannte Wesen«, erschienen 1967.

zeigt aber auch nur, wie stark das Interesse an solchen Publikationen war. Und das wiederum offenbart, wie defizitär das gesellschaftliche und persönliche Wissen der Menschen war.

»Beate Uhse«, Flensburg, war bekannt als Sex-Shop. Im Versandhandel, ohne dass man auf den Paketen den Absender hätte erkennen können. Auch sehr diskret. Die Hauptsache war: Wenn es um Sexualität ging, dann bitte sehr diskret.

Während meiner Schulzeit auf dem Gymnasium, gegen Anfang der 70er-Jahre, begann eine öffentliche Diskussion um die Frage, ob die Sexualkunde nicht Bestandteil des Schulunterrichts sein sollte. Man kam zu dem Schluss, dass sie Gegenstand des Biologieunterrichts sein könnte. Als natürliches Beispiel bzw. Vorzeigeobjekt für den praktischen Unterricht sollte die Fortpflanzung von Bienen herangezogen werden. Bevor sich das aber in meiner Schule realisierte, hatte ich schon Abitur gemacht – und das ohne Sexualkunde-Unterricht. Ich weiß also bis heute nicht, wie sich Bienchen vermehren, hatte aber schon meinen ersten Geschlechtsakt vollzogen. Noch ohne Abitur.

Die Annäherung an das Thema Sexualität war damals entweder ordinär oder akademisch – für gutbürgerliche Burschen war nichts dabei. Uns blieben nur die eigenen vorsichtigen Versuche und Erfahrungen und der Austausch mit gleichaltrigen Freunden.

Fallstudie – mein sexueller Lebenslauf

In diesem Teil möchte ich von meinen sexuellen Erfahrungen berichten: eine Chronologie meines Sexuallebens von der Pubertät bis zur aktuellen Beziehung. Diese Erfahrungen sind weder besonders dramatisch noch akrobatisch. Es geht dabei weder um eine Aufzählung im Sinne einer Angeberei noch um das Schwelgen in erotischen Erinnerungen. Vielmehr möchte ich herausstellen, welche Gemeinsamkeiten und welche Besonderheiten es bei den Geschlechtsakten gegeben hat.

Pubertäres Petting

Mein sexuelles Leben fing mit Knutschen an. Auf einer Party. Auf der Kirmes. Zum Karneval. In der Nachmittagsvorstellung im Kino. Dazu schmusen, vorsichtig Brüste streicheln, vorsichtig Schenkel befühlen. Alles neugierig und zugleich sehr vorsichtig. Reaktion des Mädchens abwarten. Nachsetzen. Grenzen verschieben. Sehr behutsam. Sich trauen, den Schritt der Freundin zu befühlen. Immer im Wechsel zwischen Reaktion abwarten, zurückziehen oder etwas mutiger sein. Meine Freundinnen in diesen Jahren waren ebenfalls unsicher und zugleich neugierig.

Das erste Mal

Meine sexuell aktive Lebenszeit begann mit 18 Jahren. Das war 1975. In einem Winterurlaub. Ich war noch Schüler eines Gymnasiums und konnte mit zwei Freunden eine Woche in den Winterferien nach Freiburg zum Skifahren reisen. Freiburg ist eine Universitätsstadt und insofern gibt es auch reichlich Studentenkneipen. An einem Abend lernte ich dort eine junge Studentin kennen, ausgelassene Stimmung zwischen Weihnachten und Neujahr, Bier, Musik und so weiter. Sie nahm mich mit nach Hause und dort hatten wir Sex. Für mich das erste Mal. Zwei Fakten blieben in Erinnerung: Erstens – ich konnte es. Niemals hatte mir jemand den Geschlechtsakt erklärt. Weder den Ablauf noch auf was es dabei ankommt. Aber ich konnte es. Ich wusste, dass mein erigierter Phallus in ihre Vagina einzuführen war. Ich wusste, dass ich meinen Phallus, die Hüfte, meinen Körper rhythmisch vor- und zurückzubewegen hatte. Es mag überraschen, dass ich das hier so besonders herausstelle, aber alle anderen Handlungen, wie zum Beispiel Zähneputzen, Essen mit Messer und Gabel, muss man einem Menschen vormachen, erklären und auch üben. Geschlechtsakt geht ohne Erklärung. Das ist schon erwähnenswert.

Die zweite Erinnerung, die blieb, war, dass es unangenehm war; es tat weh. Ursache dafür – so erfuhr ich später – war, dass die Vorhaut auf der Unterseite der Eichel in einem kleinen Hautspalt eingeklemmt ist. Beim Geschlechtsverkehr wird die Vorhaut aus der

Spalte »gewaltsam« herausgezogen. Das tat weh und es blutete auch ein wenig.

Weitere sexuelle Erfahrungen

Nach der Schule musste ich zur Bundeswehr. Ich ging zur Marine. Sicherlich hatte ich nicht in jedem Hafen eine Braut. Aber am Standort bzw. Heimathafen kannte ich mich aus und ging abends allein oder mit Kameraden in die Stadt. Als Zeitsoldat hatte ich ausreichend Geld und konnte es mir leisten. In den Kneipen war es überall ähnlich: junge Männer und Frauen, Musik, Bier, gute bis ausgelassene Stimmung, manchmal ein One-Night-Stand, eventuell auch mal etwas Längeres.

Nach der Bundeswehr begann ich zu studieren. Eigene Bude, freie Zeiteinteilung, Jobs und Geld, eine Universität voller Kommilitonen und Kommilitoninnen. Hörsäle, Mensa, Campus, jede Menge Freiheit – sowohl geistige als auch körperliche. Sechs Jahre studierte ich, bevor ich das Studium wegen eines familiären Ereignisses abbrach. Bezogen auf mein Sexualleben gab es zwei Besonderheiten. Ich ging zu einem Sprachkurs nach Italien. Sechs Wochen an der Universität Siena. Dort waren auch noch andere Sprachschüler, u. a. ein Italiener, der in Deutschland geboren und aufgewachsen war. Er konnte deshalb kaum Italienisch und seine Eltern schickten ihn auf diese Sprachschule. Durch ihn lernte ich seine Cousine kennen, eine Italienerin, die weder Deutsch noch Englisch sprach. Trotzdem kamen wir uns näher und schlussendlich waren wir auch intim miteinander. Auffallend: Man kann miteinander vögeln, ohne dieselbe Sprache zu sprechen.

Im Laufe meines Studiums kam ich mit einer Kommilitonin zusammen und wir zogen auch in eine gemeinsame Bude. Dadurch änderte sich mein Sexualverhalten natürlich; statt One-Night-Stands nun ein geregeltes Zuhause mit Frau und Kater. Diese Beziehung hielt einige Jahre und blieb kinderlos. Der Sex in einer kinderlosen Beziehung war unabhängig von Kneipen, Musik und Sonstigem. »Gegessen wird zu Hause« war die Devise. Wir gingen jeden Abend gemeinsam ins Bett und hatten Zeit für Zärtlichkeiten, bevor es zu dem Geschlechtsakt kam. Die Beziehung ging zu Ende und nach einiger Zeit lernte ich auf einer Party eine junge Frau kennen, in die ich mich verliebte. Wir kamen als Paar zusammen und schon recht bald wurde meine Freundin schwanger. Diesmal eine Beziehung mit Kind. Wir heirateten. Vor der Schwangerschaft und Entbindung hatten wir Zärtlichkeiten und Sex gehabt. Durch die Geburt unseres Kindes veränderte sich das. Anfangs gab es dafür körperliche Gründe, später kamen mentale dazu: Wir hatten häufig Geldsorgen und jeder von uns war persönlich noch nicht reif für die Verantwortung, die sich aus der Partner- und Elternschaft ergab. Die Ehe hielt nur wenige Jahre. Der Sex in dieser Zeit war eher selten.

Es folgten einige Jahre als Single. In dieser Phase hatte ich ein Verhältnis mit einer gebundenen Frau. Ich hatte sie auf einer beruflichen Veranstaltung kennengelernt. Sie lebte unverheiratet in einer Beziehung mit einem anderen Mann. Affären haben einen besonderen Ablauf: gemeinsam essen gehen und ausführlich – auch schwierige – persönliche Themen miteinander bereden. Anschließend entspannter Sex mit Zärtlichkeiten und Höhepunkten. Danach ausruhen und abschließend liebevolles Verabschieden. Dieses Verhältnis hielt einige Jahre, obwohl wir weit entfernt voneinander wohnten und nur monatlich zusammenkamen.

Beruflich war ich inzwischen angestellt und hatte einen anstrengenden Job. In der Zeit hatte ich sehr wenige One-Night-Stands und eine mehrjährige Beziehung. Sowohl sie als auch ich hatten Kinder aus der früheren Ehe, sodass wir wechselseitiges Verständnis für diese besonderen Verhältnisse hatten. Unser Sexualleben war unbelastet und entspannt. Trotzdem ging diese Beziehung auseinander, wenn auch in Freundschaft.

Ich war mit meinem Single-Dasein nicht glücklich, ich wollte in einer Familie leben und suchte mir, inzwischen Anfang vierzig, eine passende Frau. In meinem Bekanntenkreis lernte ich eine junge Frau kennen, Anfang dreißig und noch kinderlos. Wir kamen zusammen und unser Sex war lustvoll sowie ausreichend häufig – zwei- oder dreimal die Woche. Nach zwei Jahren Beziehung wurde meine Frau schwanger. Auch in dieser Ehe erlahmte nach der Geburt unseres Kindes das Sexualleben. Trotzdem folgten noch zwei weitere Kinder. Wir waren beide beruflich selbstständig und auch erfolgreich, aber wir ließen uns von der Arbeit aufzehren. Der abendlichen Müdigkeit war unsere Lustlosigkeit geschuldet. Durch die internationale Immobilien-, Banken- oder Finanzkrise kam meine Firma ins Schwanken und schlussendlich musste ich Insolvenz anmelden. Danach wurde es sehr anstrengend und meine damalige Ehefrau musste die Familie – nach eigenem Empfinden – verlassen. Ich war zu dem Zeitpunkt Anfang fünfzig und von da an alleinerziehender Vater von drei Kindern.

Ich möchte an dieser Stelle diese Chronologie unterbrechen und schon erste Schlüsse aus den Erfahrungen ziehen. Im Anschluss daran geht es weiter – es kam noch eine Frau in mein Leben und ist bis heute dort geblieben.

Zusammengefasst: Mein Sex nach Ausgangssituationen

Ich betrachte und analysiere nur den Geschlechtsverkehr, Unterschiede und Gemeinsamkeiten, in diesen Jahrzehnten. Unterschiedlich ist sicherlich der Umstand, unter dem ein Ablauf beginnt, der zum Schluss in einen Geschlechtsverkehr übergeht. Danach unterschieden gibt es Sex aus folgenden »Startlöchern«:

One-Night-Stands

Aus einem Kneipenbesuch mit Musik, Alkohol und guter Laune. Allein oder besser noch mit Freunden. Wenn sich unter diesen Umständen eine Paarung anbahnt, war sie bei mir und meiner Partnerin lustgetrieben. Das ging meist schon auf dem Heimweg los. Knutschen, Fummeln usw. Schnell nach Hause, Haustür auf, im Hausflur war es schon heiß und später dann in der Wohnung knutschenderweise die Klamotten vom Leib gezogen. – Kein zärtliches Vorspiel, dafür war keine Zeit. Die Vehemenz der Lust, der Alkohol, die Heftigkeit des Triebes ließen dafür weder Raum noch Zeit. Bemerkenswert ist, dass keiner der beiden Sexualpartner dem anderen etwas erklären musste. Der Ablauf bis hin zu Ejakulation bzw. Orgasmus war beiden vorher bekannt – das ging halt so und so. Es gab auch keine Überraschungen. Man brauchte also kein Wort darüber zu verlieren. Dieser Tatsache kommt später, in Kapitel II, noch gravierende Bedeutung zu.

Innerhalb einer festen Beziehung ohne Kinder

Innerhalb einer Partnerschaft – sei es in getrennten Wohnungen oder auch in einer gemeinsamen Wohnung – ist natürlich mehr möglich. Zum einen kann das Paar gemeinsam in die Kneipe, zu einer Party, zum Karneval oder zu Ähnlichem gehen und unter Einfluss von Musik, Tanz und Alkohol zu früherem Verhalten, sprich Geilheit, zurückkommen und übereinander herfallen. Es kann aber auch nach einem Abendspaziergang ganz gepflegt und schmusig im Bett mit einem Liebesspiel weitergehen. Wohlige Entspannung als Ausgangsbasis für Zärtlichkeiten, Streicheln und Küssen, die ab einem gewissen Moment in ein fast automatisches Vögeln übergehen. Hier ist dann auch Zeit für ein längeres und ausführliches Vorspiel. Vorlieben können angesprochen, gewünscht und versucht werden. Stellungswechsel bis hin zu akrobatischen Übungen sind möglich. Ich muss allerdings resümieren, dass meine bevorzugten Stellungen doch eher einfach gewesen sind: Missionarsstellung, Doggy Style und meine Partnerin reitet auf mir.

In der Ehe mit Kindern

Die Ehe, wenn man schon Kinder hat, ist bezogen auf das Paarungsverhalten eine schwierige Zeit – man nennt sie auch »Rushhour des Lebens«. Berufliche Ambitionen im Außen, häusliche Mehrarbeit im Innen, zwei Erwachsene, die mit Belastung unterschiedlich umgehen, eventuell finanzielle Engpässe, Kinder, die zu betreuen sind, Kita, Grundschule, Elternschaft, vermutete oder gefühlte Ansprüche aus dem sozialen Umfeld – all das erschöpfte uns beide. Das Gefühl, überfordert zu sein, beschlich häufig die Gemüter. Am Abend, wenn einer mal Lust hatte, war der andere zu erschöpft. Am nächsten Abend hatte der andere Paarteil

mal Lust, aber der eine war zu erschöpft. Unter diesen
Bedingungen waren Liebesspiele deutlich seltener, aber
inhaltlich (wenn man so sagen darf!) mit früheren iden-
tisch. Zärtlichkeiten bis zu dem magischen Moment, in
dem beide unausgesprochen den Geschlechtsverkehr
wollten.

Innerhalb einer Affäre

Affären sind Ausnahmen und erhalten die Ehe. So hat
mich das mein Therapeut gelehrt. Wenn innerhalb einer Ehe Bedürfnisse nicht erfüllt werden können, ist
es sinnvoll, sich die Befriedigung außerhalb der Ehe zu
verschaffen. So kann die Ehe weiterhin bestehen. Klingt
vernünftig. Ich hatte auch Affären, sowohl während
meiner Ehe wie auch als Single. Wichtig war mir immer, dass meine Affären-Partnerin auch gebunden war.
So ließ sich die Planung einer gemeinsamen Zukunft
mit Kindern, Haus und Hof usw. vermeiden. Wir hatten
nur das Angenehme, das Vertrauliche, Heimliche und
Lustvolle miteinander. Eine Ausnahme, eine Oase in
der Rushhour des Lebens. Die Verabredung zu einem
Treffen führte zur Vorfreude auf dieses besondere Er-
eignis. Der Ablauf war fast schon Routine: Treffen an
geheimem Ort, Essen, Trinken und Reden, Sex haben,
Ausruhen und Verabschieden. Eventuell nächstes Treffen verabreden und dann so gestärkt wieder zurück in
den Wahnsinn des Alltags mit all seinen Lasten und
Mühen. Die Vorfreude auf solch ein Treffen veränderte

auch das Verhalten: Körperpflege und Outfit wurden etwas besser gestaltet, eine freundliche, positivere innere Grundhaltung gegenüber der Affären-Partnerin. Die Besonderheit, das Risiko, prickelte etwas. – Es war fast so wie bei einem zweiten Date mit einer möglichen festen Beziehung. Der eigentliche Geschlechtsverkehr war insofern auch prickelnder, durch reizende Unterwäsche. Oder an ungewöhnlichen Orten wie im Auto oder auf einer abgelegenen sonnengefluteten Wiese.

Innerhalb eines Urlaubes

Der Urlaub ist ähnlich der Affäre auch ein Ausnahmezustand. Ich hatte das Liebesspiel mit einer Italienerin bereits erwähnt. Der Geschlechtsakt, von beiden gewünscht, kam ohne Sprachkenntnisse zustande. Deshalb möchte ich hier darauf hinweisen, dass man auch ohne vorherige ausführliche Erklärungen und Absprachen miteinander vögeln kann.

Fazit:

An dieser Stelle möchte ich die Gemeinsamkeiten der Geschlechtsakte differenzierter betrachten. Zum Ersten haben sie gemeinsam, dass es bei Zärtlichkeiten wie Schmusen und Küssen wohl einen Moment gibt, in dem der Vorgang eine Eigendynamik entwickelt. Das Streicheln im Gesicht, der Hände, des Rückens ist noch »ungefährlich«, aber sobald erogene Zonen wie Mund und Lippen, Brüste, Schenkel, der Schambereich gestreichelt werden, nimmt der Ablauf Fahrt auf. Der Hormonspiegel nimmt zu, die Vernunft ab. Diesen Punkt nenne ich im Folgenden den »**magischen Moment**«. Irgendetwas, eine höhere Macht, wird im inneren menschlichen System ausgelöst. Von da an werden die Zärtlichkeiten in einen fast automatischen Prozess übergeleitet; es fühlt sich beinahe fremdbestimmt an. Sicherlich gibt es dafür auch einen wissenschaftlichen Begriff, wahrscheinlich in Latein. Ebenso auffallend ist die **Sprachlosigkeit** in dem letzten Teil vor der tatsächlichen Vereinigung. Keiner, weder meine Partnerin noch ich, wäre auf die Idee gekommen, zu fragen: »Mein Phallus ist stark erigiert, darf ich ihn in deine Vagina einführen?« oder an ihrer Stelle: »Ich spüre, dein Phallus ist erigiert. Soll ich meine Schenkel spreizen?« Ebenso wollte meine Partnerin nicht wissen, ob ich ihr nicht meinen Phallus in ihre Vagina einführen mochte. Selbst Paare, die schon lange zusammen sind, kennen diesen »unvernünftigen« Moment – zum Beispiel beim Quickie. Man könnte annehmen, dass der Prozess zum Geschlechtsakt ab einer intimen Stelle von allein läuft, ich nenne das »automatisiert«. Dahinter steht der Sexualtrieb als Motor. Fraglich bleibt, was den Motor startet. Diese Frage möchte ich später bearbeiten – bis dahin möchte ich von meiner aktuellen Beziehung berichten. In dieser Beziehung brach mein gewohntes Sexualleben altersbedingt zusammen und ich fiel mental in eine tiefe Verzweiflung.

Meine aktuelle Liebesbeziehung – vom Beginn bis zu meinem mentalen Absturz

Vorgeschichte

Wenn man tief fällt, muss man vorher erst hoch geflogen sein. Und ich war vorher hoch geflogen: Ich hatte eine Beratungsfirma, die Banken bei der Auswahl ihrer Anlageangebote für ihre Bankkunden beriet; vier Angestellte, 18 Millionen Jahresumsatz, 200 m² Bürofläche. Bundesweit tätig. Reisen mit der Bahn in der ersten Klasse, Fünfsternehotels, Gespräche mit Bankvorständen, Vorträge vor Anlageberatern. Alles in gediegener Atmosphäre. Im Zuge der Immobilien-, Banken-, Finanzkrise stürzte meine Firma auch ab. Insolvenz. Offenbarungseid. Arbeitslos und Hartz IV. Meine damalige zweite Ehefrau und ich bekamen dadurch natürlich auch private Probleme. Wir hatten drei kleine Kinder, zwei, vier und sechs Jahre alt, als sie mich verlassen musste. Ich war 51 Jahre alt und nun alleinerziehender Vater von drei kleinen Kindern.

Meine neue Lebenssituation war nicht mehr »New York – Rio – Tokio«, sondern Windeln wechseln – Kindergarten – Grundschule. Ich will keinen Hehl daraus machen, dass es mir damit anfangs nicht gut ging; ich glaube, ich stand ein halbes Jahr lang jeden Abend, wenn die Kinder schon schliefen, am offenen Fenster und heulte den Mond an. Ich fand das alles sehr ungerecht. Interessierte aber niemanden. Ich konnte mich dann mental auf meine neue Situation einstellen. Ich hatte aus meinen Therapien und durch den Männerkreis einige Tools zur Selbstbestimmung mitbekommen, die mir dabei sehr halfen. Ich konnte meine Opferrolle wieder verlassen (und dabei hatte ich mich doch so gerne in meinem Selbstmitleid gesuhlt), ich wurde wieder souverän und konnte so mein Leben gestalten. Durch den Kindergarten, in den meine Kinder gingen, war ich schon länger mit Müttern vernetzt. Unsere kleinen Kinder waren befreundet und man verbrachte die sonnigen Nachmittage zusammen auf dem nahegelegenen Spielplatz. Eine kurze Absprache, eine ging kurz zum Supermarkt, kaufte Kleinigkeiten ein und so verging der Nachmittag auf dem sonnigen Spielplatz.

An solch einem Nachmittag fiel mir eine Frau besonders auf, die ich auch schon jahrelang kannte – unsere Kinder waren eng befreundet. Sie lachte so herzlich, zeigte dabei schöne Zähne wie eine Perlenkette, war immer guten Mutes und hat eine herzhafte Hemdsärmeligkeit. Auch sie war geschieden, alleinerziehend mit zwei kleinen Kindern, ging arbeiten und hatte gerade eine verkrachte Beziehung beendet. Zu dem Zeitpunkt war sie 35 Jahre alt. Also deutlich jünger, 17 Jahre, als ich. Beeindruckend fand ich ihre Lebensfreude, sie ließ sich nicht unterkriegen.

Chancen – ob ich eine Chance bei ihr hätte, war die Frage. Alte Weisheit: Das weißt du erst, wenn du es versucht hast!

Ich fand den Gedanken ziemlich verwegen; fünfzigjähriger Sozialhilfeempfänger macht sich an eine Mittdreißigerin ran. Eine bildschöne Mittdreißigerin.

Trotzdem – siehe oben. Und noch etwas machte mir Mut: Ich hielt mich durch meine Kinder in dieser Zeit nur in dieser Altersgruppe auf. Das färbt gewaltig ab. So war ich formell zwar 51, aber vom Denken und Handeln eher Anfang vierzig. So könnte es passen. Ich lud sie zum Essen ein, besuchte sie zu Hause und wir gingen gemeinsam zu einer Lesung. Ungefähr sechs Monate »baggerte« ich sie unverhohlen an. Dabei stellte sich heraus, dass es für zwei Alleinerziehende schwierig ist, eine Verabredung zu treffen. Unsere fünf Kinder, sie zwei und ich drei, hatten immer irgendwas, was eine Verabredung platzen ließ. Aber letztlich kamen wir zusammen. Anfänglich versuchten wir, es geheim zu halten – wir wollten uns erst prüfen –, aber das ist nun auch schon viele Jahre her. Wir prüften den Gedanken an gemeinsame Kinder und verwarfen ihn, wir überlegten zusammenzuziehen, aber das war praktisch nicht möglich – eine Wohnung oder ein Haus, das für sieben Personen ausreichte, konnten wir uns nicht leisten. Aufs Land ziehen wollten wir wegen unserer sozialen Umfelder nicht.

Unser tägliches Leben

Meine Frau musste täglich für vier Stunden ins Büro, während ich zu Hause blieb. Wir behielten unsere beiden Haushalte. Aber weil unsere Kinder noch so jung waren, konnten wir sie abends nicht allein lassen. Außerdem waren wir beide abends vom Tag völlig erledigt.

Meine Kinder gingen aber häufig zu ihrer Mutter, die auch in der Nähe wohnte. Wenn sie dort übernachteten, konnte ich bei meiner Partnerin schlafen. Ihre Kinder blieben nur selten über Nacht bei ihrem Vater. So fand unser Beziehungsleben überwiegend bei ihr statt. Aber es war immer von anderen abhängig und wir waren immer irgendwelchen Überraschungen ausgesetzt. Fünf Kinder, die in Kindergarten oder Schule gingen, verschiedene Sportvereine, Krankheiten, Prüfungen, Omas und Opas, andere Verwandte, Ferien usw. – das behindert die Entwicklung einer Beziehung schon immens.

Es dauerte nicht lange, bis wir uns eine andere Lösung suchten und fanden: Unsere Kinder waren entweder noch im Kindergarten oder gingen zur Grundschule. Im Anschluss an die Schule waren sie in der Nachmittagsbetreuung. Jeden Werktag bis 16:00 Uhr. Mein Lieblingsmensch arbeitete halbtags, also nur bis zum Mittag. Daraus ergab sich ein Zeitfenster für eine ungestörte Zeit: von mittags bis 16:00 Uhr. Jedenfalls an Werktagen. Wir verabredeten Paarzeiten. An zwei Tagen in der Woche hatten wir von 13:00 bis 16:00 Uhr unsere Paarzeit. Und die sah so aus: Meine Frau kam direkt aus dem Büro zu mir. Noch im Office-Outfit. Das machte sie noch sexyer. Ich hatte bereits einen leichten Imbiss, ihn Mittagessen zu nennen wäre übertrieben, vorbereitet. Einen Espresso als Nachtisch. Während wir aßen, besprachen wir dies und jenes. Danach hüpften wir in die Kiste, hatten unseren Sex, schliefen wohlig nebeneinander ein – unser Mittagsschlaf. Der Wecker schellte rechtzeitig und wir machten uns mit einem Espresso wieder bereit für den Rest des Tages: Manchmal musste meine Frau zurück ins Büro, aber meistens Kinder von der Kita abholen, einkaufen, Hausarbeiten, Abendroutine. Sie in ihrem Haushalt mit ihren Kindern, ich in meinem Haushalt mit meinen Kindern. Der Espresso ist seitdem unser Begleiter. Gelegentlich war er zum Essen fertig gewesen, wurde dann aber in der Tasse kalt. Anderes war uns an dem Tag in dem Moment wichtiger.

Mir ist schon klar, dass eine Paarzeit am Mittag der pure Luxus ist; normalerweise ist man um diese Zeit auf der Arbeit. Unsere Paarzeit hatte einen ganz besonderen Charme; es war ein bisschen wie eine Affäre haben. Wir stahlen uns unsere Zeit aus den Verpflichtungen heraus, wir schotteten uns ab, verheimlichten diese Zeit also. Ihr Office-Outfit und mein gedeckter Mittagstisch gaben dem Ganzen eine Restaurant-Atmosphäre und dann ab ins Bett – vögeln. Danach anziehen, ein Tässchen Espresso und zurück in den Tag, wieder ins Geschirr. Diese Paarzeiten wurden uns schnell heilig und sind eine wesentliche Säule unserer liebevollen Beziehung. Die Paarzeit haben wir heute noch. Zweimal die Woche. Ganz im Sinne von Martin Luther: »In der Woche zwier, schadet weder ihm noch ihr!« Inzwischen ist noch der gemeinsame Sonntag dazugekommen – sie kommt zum Frühstück zu mir und wir bleiben bis nach dem Sonntagnachmittagskaffee zusammen.

An Wochenenden war weder Kindergarten noch Schule, also trafen wir uns situativ. Je nachdem sehr kurz oder auch mal gar nicht, aber am Montag war Paarzeit. Jeden Montag und Donnerstag. Das waren Oasen im Terminkalender. In schwierigen Momenten konnte ich mich in meinen Gedanken in die letzte Paarzeit flüchten, sonst spürte ich immer eine heftige Vorfreude auf die nächste Paarzeit. Ich überlegte, mit welchem Essen ich meine Frau überraschen konnte, hielt die Wohnung – Küche, Bad und besonders das Schlafzimmer – in bester Ordnung, sie sollte sich wohlfühlen.

In unseren gemeinsamen Jahren gab es noch eine Reihe außergewöhnlicher Belastungen – in der Rückschau sehr viele und teilweise sehr heftige. Die Paarzeiten blieben. In unseren Paarzeiten hatten wir unseren Sex. Manchmal meinten wir, wir seien zu müde dafür. Wir wollten nur einen Mittagsschlaf. Dann lagen unsere Körper nebeneinander und wir wollten nur schlummern oder schlafen. Aber unsere Körper wollten mehr. Ob wir wollten oder nicht, wir hatten Sex. Wir mussten häufig darüber lachen, dass unsere Körper so ein »Eigenleben«, so eine »Eigendynamik« entwickeln konnten. Die Berührungen, die Wärme, der Körpergeruch, die Energie, die dann floss bzw. fließt, übermannten jeden von uns. Die Müdigkeit war verflogen. Wir hatten in unserem eigenen Bett nichts mehr zu sagen, sondern folgten unseren Körpern; mein Streicheln erregte meine Frau, sie öffnete ihre Schenkel, meine Fingerkuppen massierten ihre Vagina außen und innen, ihre Klitoris so lange, bis sie kam oder nach meinem prallen Phallus verlangte. Den führte ich ein und es folgten die rhythmischen Vor- und Zurückbewegungen aus der Hüfte. Bis ich kam. Erst dann konnten wir schlafen. Es war wirklich witzig: Wir hatten uns Mittagsschlaf vorgenommen und dann das. Offensichtlich gab es etwas Stärkeres als den individuellen Wunsch nach Schlaf.

Natürlich sahen wir uns auch zwischendurch und verbrachten Zeit miteinander; ihr ältestes Kind und mein ältestes Kind gingen in dieselbe Schulklasse, ihr zweites Kind und mein zweites Kind gingen zusammen in den Kindergarten, später in dieselbe Schulklasse. Unsere Kinder spielten zusammen, besuchten sich. Wir waren zum Beispiel gemeinsam im Garten. So hatten mein Lieblingsmensch und ich jeden Tag Kontakt, aber in der Funktion eines Elternteils. Später, als unsere Kinder auf verschiedene weiterführende Schulen gingen, änderte sich das. Unsere Kinder kamen in die Pubertät, hatten hier oder da ihre Schwierigkeiten und haben inzwischen ihr eigenes Leben. Auch meine Frau und ich haben uns – jeder für sich – weiterentwickelt: Meine Frau gründete neben ihrem Job als Sachbearbeiterin eine Firma, bot Workshops an und führte sie durch, begann ein Studium und berät Privatpersonen. Ich habe meinen studierten Beruf hinter mir gelassen und stattdessen mein Hobby, die Bearbeitung von Holz, zu meiner Profession gemacht.

Was in den Jahren durchgängig geblieben ist, ist unsere Paarzeit. Diese zuverlässige Routine, die Vorhersehbarkeit der liebevollen Momente einer Paarzeit, gab innere Sicherheit und somit Vertrauen in den Bestand der Beziehung. In einer Paarzeit hatten wir das belustigende Gefühl, dass wir uns aus aller Verantwortung stahlen, dass die Welt draußen blieb. Außerhalb unserer Paarzeiten hatte jeder von uns beiden seinen eigenen Tages- und Wochenablauf, im höchsten Maße fremdbestimmt. Natürlich hatten wir auch in der normalen Zeit Kontakt, aber fast immer unter dem Siegel der Fremdbestimmung. Primär durch unsere Kinder und infolge davon: Kita, Schule, Arztbesuche, Musikunterricht, Sportverein, Haushalt, Einkaufen. Es ist offensichtlich, dass sowohl meine Frau als auch ich zu diesem Zeitpunkt schon einen Lebenslauf hatten, unsere persönliche Geschichte und unsere sozialen Prägungen und Erfahrungen mit Partnern und Ehepartnern. Unsere persönlichen Geschichten waren nicht in Schönschrift geschrieben und mehrfach triggerten wir uns durch Verhalten wechselseitig; eine Bemerkung, ein Kommentar zu einem Verhalten, ein dummer Spruch konnte da schon ausreichen. Diese unangenehmen Überraschungen waren immer situativ und belasteten uns und unsere Beziehung. Manchmal waren wir zwei bis drei Tage lang mit der Klärung eines solchen Triggers beschäftigt. Uns wurde schnell klar, dass wir solche Trigger nicht vermeiden konnten, aber wir wollten nicht länger tagelang mit der Behebung beschäftigt sein. Dafür war uns unsere gemeinsame Zeit zu knapp und unsere sonstigen Verpflichtungen waren uns zu viel. Wir hatten keine Zeit, Trigger zu verdrängen oder die Klärung dem Zufall, dem sogenannten richtigen Moment, zu überlassen. So etwas macht man nur, wenn man die Beziehung nicht mit vermeintlichen Kleinigkeiten belasten will. Wir beide wussten aber, unabhängig voneinander, dass genau diese Kleinigkeiten gesammelt werden und dann zu einem großen Knall führen. Bei so einem Knall sind dann aber die einzelnen Ursachen nicht mehr genau auffindbar. Das war uns in früheren Beziehungen schon passiert und wir wollten das nicht mehr wiederholen; wir verabredeten einen Code: »Wir wollen unsere Beziehung nicht schonen!« Wenn einer von uns mit diesen Worten, mit diesem Code, ein Gespräch einleitete, war klar, dass ein Trigger zu bearbeiten war. Es ging also nicht um Vorwürfe oder Verletzungen, Erwartungen oder Ähnliches, sondern um eine vertrauensvolle Klärung eines Verhaltens, das bei dem anderen zu einer Verletzung oder Verärgerung geführt hatte. Diese Aufklärungen waren immer vorwurfsfrei. Rückblickend wird klar, dass die Haltung, die Beziehung nicht schonen zu wollen, eine elementare Säule unserer glücklichen Beziehung ist. Die Kombination aus der verabredeten und bewährten Paarzeit mit der Möglichkeit, auch sehr unangenehme Gespräche mit dem Code stressfrei einzuleiten, gab fundamentale Sicherheit. Die Klärung im Gespräch entlastete und nach klärenden Gesprächen gab es intensiv beglückenden Sex. Die beiden Säulen hatten wir uns zu Beginn unserer Beziehung nicht vorgenommen, sondern sie ergaben sich aus der massiven Belastung und unseren sonstigen Einschränkungen. Uns blieb gar nichts anderes übrig, als uns die Abläufe bewusst zu machen und entsprechend darauf zu reagieren. Umgesetzt haben wir das in unserem Wochenplan, der auch streng eingehalten wird; um die Paarzeit zu verschieben, bedarf es schon extrem wichtiger Gründe.

Ich habe diese Entwicklung deshalb so ausführlich aufgeschrieben, weil ich auf diesem vertrauensvollen und sexuell sehr beglückenden Nährboden in meine persönliche sexuelle Katastrophe gerutscht bin.

Jahrelang hatte sich oben beschriebener Ablauf eingespielt; die Paarzeit war der zentrale Ort und die Kernzeit unserer Beziehung. In der ganzen Zeit war unser Sex ein sicherer Bestandteil davon. Natürlich hatten wir auch außerhalb dieser Zeitfenster Lust aufeinander. Wir erzählten uns das auch beziehungsweise ließen es uns wissen oder praktizierten es auch. Da es für uns beide die erste tief beglückende und sexuell befriedigende Beziehung war, kam das recht häufig vor. Dieser wundervolle Nährboden für Zufriedenheit und Glücksmomente versprach lebenslanges Glück.

Der Beginn meiner Impotenz (die »erektile Dysfunktionalität«)

Es gehört zum Allgemeinwissen, dass Männer mit zunehmendem Alter der Häufigkeit von Sex weniger Bedeutung beimessen. In einer Talkshow berichtete ein Mittfünfziger: »... der Sex wird weniger, aber intensiver!« So war es auch bei mir und somit bei uns. Es variierte wochenweise, mal mehr und mal weniger. Ich war ungefähr 62 Jahre alt. Dieses Nachlassen im Vergleich zu den früheren Impulsen und Aktivitäten machte sich durch einen geminderten Druck in dem Schwellkörper meines Phallus bemerkbar. Trotz des Allgemeinwissens zu diesem Thema war ich etwas irritiert und wollte gegensteuern. Ich wusste aus Erfahrung, dass sportliche, schweißtreibende Bewegung vor einem Liebesspiel den Blutkreislauf anreizte. Das sollte den Innendruck wieder erhöhen. Also fuhr ich viel Fahrrad. Über Waldwege durchs Grün zu radeln hatte mir schon immer Freude bereitet, ich war gerne anderthalb bis zwei Stunden an der frischen Luft unterwegs, Kaffeepause am See inklusive. Das klappte, aber auch nicht immer, denn manchmal hatte ich nicht die Zeit, vor einer Paarzeit so weite Touren zu fahren. Es war ungewohnt, dass ich mich für eine Paarzeit mit zärtlichen Intimitäten vorbereiten musste beziehungsweise das Gefühl hatte, ich müsse mich darauf vorbereiten. Was jahrelang wie selbstverständlich von alleine gegangen war, musste plötzlich erarbeitet werden. Sport treiben, Radeln an sich, ist ein Vergnügen, aber wenn ich Sport machen muss, damit ich Sex haben kann, hat es eine andere Qualität: Es wird ein bisschen zur Pflicht. Meiner Frau entging diese Veränderung des Druckes nicht. Sie bedauerte das und sagte das auch. Ihr machte unser Sex auch viel Freude und sie vermisste den prallen Phallus. Nun weiß ich, dass meine Frau mich liebt und niemals etwas bewusst sagen würde, was mich innerlich verletzt. Das ist mir völlig klar, trotzdem war ich innerlich verletzt. Wenn sie mich nicht verletzen wollte, ich aber verletzt war, dann hatte das etwas mit mir zu tun. Das möchte ich ausführlich erklären.

Die Ausgangssituation ist, dass meine Frau gesagt hat, sie vermisse den prallen Phallus. Das ist eine einfache Aussage, so ähnlich wie: »Ich habe Appetit auf ein Stück Kuchen.« Mehr nicht. Ich höre diesen Satz und in meinem Unterbewusstsein regt sich etwas. Dort, in meinem Unterbewusstsein, steht nämlich die Regel: »Du, Peter, bist dafür verantwortlich, dass dein Phallus jederzeit und immer wieder prall stehen kann. Das ist dein Job!« – Nun steht mein Phallus gerade nicht oder vielleicht auch nie mehr prall zur Verfügung. Der Umkehrschluss lautet: Der Phallus ist nicht prall, also erfüllst du deine Aufgabe nicht, also hast du versagt. Auf dieses »Versagen« aufmerksam gemacht zu werden, quasi mit der Nase darauf gestoßen zu werden, ist unangenehm und tut weh. So kam es zu meiner inneren Verletzung.

Dieses unbewusste Regelwerk und die Fragen, die sich daraus ableiten, werde ich noch genauer untersuchen.

Ich beschäftigte mich trotz dieses Wissens nicht damit, sondern packte die innere Verletzung einfach weg und hielt sie vor meiner Frau geheim. Dachte ich jedenfalls. Wir lebten unsere Paarzeit wie bisher. Ich beschloss, einen Fachmann, einen Urologen, um Rat zu fragen.

Der Besuch beim Urologen

Natürlich wusste ich, dass es altersbedingt zu sexueller Erlahmung kommen würde. Bei mir war es nun so weit. Ich ging zum Hausarzt. Der versprach mir eine Lösung vom Fachmann, dem Urologen, und überwies mich dorthin. Ich ließ mir einen Termin geben und begab mich zu ihm. Der Urologe, ein Mann Mitte vierzig, wusste sofort Bescheid – für ihn wohl eher ein Standardthema. Er bot mir an, zusammen mit meiner Frau zu einem Gespräch zu kommen – das sei sehr hilfreich. Also sprach ich mit meiner Frau, Termin ausgeguckt und wieder zum Urologen. Meine Frau und ich waren zu dieser Zeit seit zwölf Jahren ein Paar. Der Urologe eröffnete uns, dass – rein statistisch – bei den meisten Paaren bereits nach acht Ehejahren der Sexualtrieb zum Ruhen komme. Wir waren also über die Zeit. Außerdem sei einmal pro Woche der Normalfall. Da lagen wir auch drüber. Und wenn es nun altersbedingt bei uns zu einem Abflachen der Aktivitäten komme, so sei das kein Problem, weil es da probate Mittel gebe, das zu ändern. Kleine farbige Pillen, teilweise blau, teilweise rot. Die müssten zwar selbst bezahlt werden, aber sie seien inzwischen nicht mehr so teuer. Es gebe sie von verschiedenen Anbietern. Solche, die nur für vier Stunden anhielten, welche, die zwölf Stunden Wirkung zeigten, und sogar welche, die drei Tage, also ein ganzes Wochenende, anhielten. Man könne sie am Freitag nehmen und sei das ganze Wochenende bereit. Man könne die Pille auch teilen, sie habe eine entsprechende Einkerbung. Da könne man sie halbieren und vierteln. Und sie hätten auch eine psychologische Wirkung: Manche seiner Patienten hätten ihm berichtet, dass sie bereits zwei Minuten nach der Einnahme schon einen Ständer gehabt hätten. Das sei aber nicht auf die Pille zurückzuführen, die brauche nämlich fünfzehn Minuten, bis sie wirke. Der Blutkreislauf benötige so lange. Er war ganz begeistert von den vielen Möglichkeiten. Er erinnerte mich ein wenig an einen Autoverkäufer. Er fuhr fort: Leider hätten die Pillen Nebenwirkungen und die seien bei jedem verschieden. Nichts Schlimmes.

Meine Frau und ich entschieden uns für die Vier-Stunden-Version, da wir unsere Paarzeiten gut geplant hatten. Er gab mir sowohl eine Probe als auch ein Rezept mit. So einfach ging das. Meine Frau und ich amüsierten uns noch über die Statistik und gingen vergnügt nach Hause. Nun konnte es ja weitergehen mit unserem Liebesspiel.

Potenzpillen

Vorweg möchte ich einen Vergleich wagen: Man stelle sich vor, jemand plane mit seiner Liebsten für Sonntag einen Ausflug. Sie wollen radeln. Von zu Hause in den nahegelegenen Wald. Über flache Waldwege, vorbei an sonnengefluteten Lichtungen, entlang an blumigen Wiesen hin zu einem kleinen See. Dort dann ausruhen. Frische Luft, leichte Bewegungen, Sonnenschein, Vogelgezwitscher und die Ruhe der Natur. Aber statt seines Fahrrades nimmt er sein 1 000-ccm-Motorad, setzt seine Liebste auf den Sozius und brettert mit achtzig Sachen durch die Botanik. So ungefähr finde ich das Verhältnis von Liebesspiel zu Potenzpille-Bumsen. Das ist natürlich rein subjektiv.

Wenn ich solch eine Pille genommen hatte, stand der Phallus prall. So sollte es sein. Aber mein Phallus übernahm das Regiment; ich vögelte meine Frau, doch innerlich war ich nicht bei ihr. Meine Emotionen hatten kaum Kontakt zu dem körperlichen Ablauf. Ich war mir fremd im eigenen Körper. Ein sehr seltsames und sehr unangenehmes Gefühl. Wie ein Bulldozer im Vorgarten. Ich hatte keinen prallen Phallus, sondern eine chemische Keule. Diese Dissonanz fiel natürlich auch meiner Frau auf; für sie fühlte ich mich wie ein Fremder an. Das irritierte sie sehr. Mein Paarungsverhalten war ihr fremd und unangenehm; sie spürte keine mentale Verbindung, sie fühlte sich zurückgesetzt. Wir versuchten es mit einer halben Pille – Ergebnis: unbefriedigend. Eine viertel Pille – Ergebnis: unbefriedigend. Nach mehreren Versuchen gaben wir diese chemische Keule endgültig auf. Meine Frau will sie bis heute nicht mehr.

Später fragte ich mich, was wohl ein Urologe, der selber schon siebzig Jahre alt ist, zu diesem Thema sagen bzw. empfehlen würde. Aber leider sind diese Herren nicht mehr in ihrer Praxis, sondern bereits im Ruhestand – und somit nicht befragbar.

Erwachsenen-Spielzeug

Meine Frau ist gut vernetzt; sie hat Arbeitskolleginnen, mit denen sich sie sich auch privat trifft; sie hat seit vielen Jahren Freundinnen, mit denen sie sich austauscht. Sie hat verwandte Frauen, mit denen sie sich gut versteht. Außerdem hat sie einen Hund und geht deshalb mit anderen Hundehalterinnen auf lange Spaziergänge. Nach einem Spaziergang mit einer etwa gleichaltrigen Freundin sowie ihren Hunden kam meine Frau mit einer Idee, mit einem Vorschlag, nach Hause. Sie berichtete mir in unserer Paarzeit davon. Für einige der Damen war es selbstverständlich, mit Sextoys zu masturbieren. Die Frage war: Wie wäre es, wenn wir uns für unseren Sex auch Sexspielzeug kaufen und ausprobieren würden? Die Freundin habe davon erzählt und es ihr empfohlen. Für junge Frauen und Paare sei der Gebrauch völlig selbstverständlich – das könnten wir doch auch mal versuchen. Ich weiß, dass meine Frau das so meinte, wie sie es sagte, aber ich hatte Folgendes gehört: »... wenn dein Schwanz schon nicht mehr steht, dann müssen wir uns mit anderen Mitteln behelfen!« Wie bereits oben beschrieben: Das war meine innere Umformulierung und wie vorher schon einmal versuchte ich, die so selbst verursachten inneren Verletzungen zu verdrängen. Ich machte gute Miene zu dem scheinbar bösen Spiel. Suchte gemeinsam mit meiner Frau im Internet nach Versandhändlern. Wir suchten aus und bestellten verschiedene Utensilien: Vibrator, Analplugs, Gleitcremes, Kunststoffpenis. Ich warf mich voll Enthusiasmus in den Prozess und suchte in der Stadt nach Sexshops. Ich kam mir vor wie ein kleiner Junge, der etwas gutzumachen hatte. Bald hatten wir eine Auswahl verschiedener Utensilien, die wir gemeinsam auspackten – als wäre es Weihnachten –, und wir wollten sie, Stück für Stück, ausprobieren. Wir sahen uns Tutorials an, um den richtigen Gebrauch zu sehen. Wir versuchten einige, aber außer dem Analplug konnte uns das Ergebnis nicht befriedigen. Sie liegen noch heute unbenutzt im Nachttischschrank.

Mein inneres Erleben, mein mentaler Absturz

All das beschäftigte mich nachts deutlich mehr, als mir lieb war. Ich spürte in meinen Träumen meine Versagensangst. Ich fing an, mich vor unserer Paarzeit zu beunruhigen. Manchmal dachte ich daran, eine Paarzeit aus erfundenen Gründen zu verschieben oder abzusagen. Durch den vorhersehbaren Ablauf unserer Paarzeit, besonders den sexuellen Teil, wurde ich auf mein Versagen gestoßen. Ich hatte gedankliche Impulse, meine Frau zu belügen, Krankheiten, Unwohlsein oder Müdigkeit vorzutäuschen, um so den Liebesakt zu verhindern.

Irgendwann in dieser Phase erzählte mir meine Frau, dass sie sich selbst befriedigt hatte – ich dachte, ich müsse sterben! Ist natürlich übertrieben. Ich wurde überflüssig, so fühlte sich das an. Zu der Angst, zu versagen, kam ihre große Schwester, die Angst, verlassen zu werden, die Verlustangst. Meine Träume wurden immer abwegiger: Albträume, in denen ich meine Frau dabei erwischte, mit einem Jüngeren zu vögeln. Vollkommen abgedreht war der Albtraum, in dem ich einen Callboy dafür bezahlte, mit meiner Frau zu vögeln. Mein Traum war, dass sie vor uns lag, er sie mit seinem prallen Schaft klassisch vögelte, während ich ihre Brüste, ihr Gesicht und ihre Lippen liebkoste. Am Ende des Traumes kam folgender Gedanke: Wenn du jetzt schon so unterwegs bist, dann kannst du dir gleich die Kugel geben. Ich spürte meine Verzweiflung sehr deutlich. Ich hatte fürchterliche Angst, meine Frau zu verlieren. Ich war verunsichert und mein Verhalten ihr gegenüber war davon geprägt. Meine Frau aber machte gar keine Anstalten, mich zu verlassen. Sie war irritiert von meiner Unsicherheit, vom Fehlen meiner Nähe zu ihr.

Kapitel II

Fragen, Recherchen, Informationen und Antworten

Es kann doch nicht sein, dass ich der Einzige bin, der dieses Problem hat.

Was sagen meine Freunde?

Was steht in der Zeitung oder in Büchern?

Gibt es Informationen im Internet?

Wie kommt es zu einer Erektion?

Für was ist ein erigierter Phallus gut, wichtig, notwendig?

Was kann er? Was kann er nicht?

Welchen Einfluss hat meine körperliche Verfassung?

Könnten Ernährung oder Lebensmittelzusätze unterstützen?

Welchen Einfluss hat meine seelische Verfassung?

Es wurde dringend Zeit, sich mit dem Thema ernsthaft und nachhaltig zu beschäftigen. So ging das nicht weiter. Noch in der Albtraum-Nacht prüfte ich meine Möglichkeiten:

Wen konnte ich um Rat fragen? Der Urologe mit seinen Potenzpillen schied aus. Freunde vielleicht? Welcher meiner Freunde war in meinem Alter?

Ich erstellte eine Liste, schrieb Telefonnummern dazu und am nächsten Vormittag begann die Aufarbeitung.

Freunde fragen

Ich führte Telefonate mit Freunden, die fast gleichaltrig sind.

Freund 1: Mein Freund ist Maler und Kunsttherapeut, verheiratet mit einer 24 Jahre jüngeren Frau und Vater von vier Kindern. Er führte meine Impotenz auf meine familiäre Situation zurück. Er glaubte, dass die Belastungen, die durch unsere Kinder entstanden, Ursache für eine innere Verkrampfung seien. Deshalb könne ich mich nicht ausreichend entspannen und mich auf ein Liebesspiel einlassen. Er glaubte, dass meine Impotenz vorübergehend sei. Zum Schluss des Gespräches bedankte er sich für meine Offenheit ihm gegenüber.

Freund 2: Mein Freund ist Therapeut und sehr aktiv in der Männerarbeit. Single. Er ging davon aus, dass Männer im Allgemeinen von gesellschaftlichen Erwartungen verunsichert und deshalb verspannt seien. Seine Empfehlung war, dass ich mich mit anderen Männern verbände, zum Beispiel an einem Seminarwochenende im Männerkreis, und so wieder in Kontakt zu meinem Inneren käme. Daraus ergäben sich Energie und Kraft. So ließe sich meine Impotenz wahrscheinlich überwinden. Auch er bedankte sich für meine Offenheit.

Freund 3: Er war ein leitender Beamter und ist pensioniert. Er lebt mit einer jüngeren Frau zusammen. Er sagte, dass er diese Impotenz auch kenne und nach einem Besuch beim Urologen ebenfalls die Potenzpillen nehme. Heimlich. Er bestelle sie im Internet und sei damit sehr zufrieden. Ich konnte mir das zwar nicht vorstellen, habe aber vergessen ihn genauer nach seinen Erfahrungen zu befragen. Abschließend wieder ein Dank für meine Offenheit in diesem Thema.

Freund 4: Dieser Freund erzählte, dass er das Thema sehr unterschiedlich erlebe: Teilweise habe er wochenlang keine Lust, dann auch wieder Tage, an denen er dreimal vögeln könne. Er habe sehr gute Erfahrungen mit Nahrungsergänzungsmitteln gemacht. Zum Beispiel hätten wir in unseren Breitengraden ein permanentes Defizit an D3-Vitaminen. D3-Vitamine würden durch Sonnenlicht gebildet; wir hätten wenig Sonne, hielten uns überwiegend in geschlossenen Räumen auf und hätten deshalb zu wenig D3 im Körper. D3 sei für die allgemeine Stimmung, die Lebensfreude wichtig. US-amerikanische Gesundheitsbehörden empfählen 10 000 IE an D3-Präparaten täglich! Dadurch würde die Lebensfreude, die Lebenslust und somit auch die sexuelle Lust angeregt. Meine Offenheit hat auch ihm gefallen; er dankte mir dafür.

Meine vier Freunde, die sich untereinander nicht kennen, gaben mir vier verschiedene Erklärungen und Lösungsansätze. Jeder für sich plausibel. Allen Gesprächen gemeinsam war, dass jeder von ihnen sich für meine Offenheit bedankte. Das irritierte mich etwas; anscheinend ist meine Offenheit ungewöhnlich. Daraus lässt sich schließen, dass dieses Thema in Freundeskreisen nicht angesprochen wird.

Es gab darüber hinaus eine Empfehlung eines Bekannten:

Schwellkörper-Autoinjektionstherapie

Ein Bekannter (81) von mir, dem das Vögeln auch sehr wichtig ist, empfahl mir in einem Gespräch etwas ganz anderes: die intervaskuläre Injektionstherapie oder auch Schwellkörper-Autoinjektionstherapie (SKAT). Kurz vor dem Sex injiziert der Mann sich (oder die Partnerin ihm) ein Medikament in den Penisschwellkörper. Dieses Medikament bewirkt, dass das Blut in den Penis einströmt. Nach etwa 10–25 Minuten wird der Penis steif und Geschlechtsverkehr möglich. Diese so erzeugte Erektion hält – die richtige Dosierung vorausgesetzt – etwa 30 Minuten bis eine Stunde an. Das Medikament muss unbedingt von einem Facharzt präpariert werden; es richtet sich nach den persönlichen Verhältnissen des Patienten. Es darf nicht zu einer Überdosierung kommen, sonst besteht die Gefahr einer Dauererektion (Priapismus). Diese Dauererektion kann sehr schädlich sein, sogar zu anhaltenden Gewebeschädigungen führen. Es versteht sich von selbst, dass man diese Behandlung und das Medikament bezahlen muss; Vögeln auf Krankenschein – wo gibt's denn sowas?

Infos in Zeitungen

Zufällig erschien in einer renommierten Wochenzei-
tung[3] ein Bericht über Sex im Alter. Der Titel: »Geht's
noch?« Die Befragten in der Altersgruppe 69 bis 86
Jahre gaben folgende Statements:

- Wir haben jetzt Zeit und Muße, weil wir kaum
  noch Verpflichtungen haben,
- Wir lieben uns tagsüber (»Mittagsschlaf«),
- Wir verabreden uns zum Mittagsschlaf,
- Wir haben den besten Sex unseres Lebens.

Offensichtlich geht in meiner Altersgruppe deutlich
mehr ab, als zu vermuten war. Eine andere renom-
mierte Tageszeitung[4] widmete dem Thema ebenfalls
zwei Seiten. Ich zitiere Prof. Michael Vogt, Fachhoch-
schule Coburg: »Das Bedürfnis nach Sexualität lässt
im Alter nicht nach. Aber der Schwerpunkt verschiebt
sich; wenn früher das orgiastische Empfinden im Vor-
dergrund stand, geht es nun mehr um Zärtlichkeiten.«

Informationen aus Büchern

In mehreren Fachbüchern, also Büchern, die von Sexualtherapeuten geschrieben worden sind, suchte ich
nach einer Lösung für mein Problem. Ich gewann dabei

---

3 Quelle: Die Zeit Nr. 34 vom 18.08.2022/Dossier, S. 13–15; »Geht's
  noch?«.
4 Quelle: Kölner Stadt-Anzeiger vom 03.05.2023/Magazin, S. 6–7,
  »Kein Tabu«.

den Eindruck, dass sich diese Bücher an eine andere Zielgruppe richten, nämlich an Männer, die jünger als ich sind. Jüngere Männer, die Probleme mit ihrer Sexualität haben, die vielleicht ihre Familienplanung nicht realisieren können oder deren fehlende Sexualität ihre Beziehung belastet oder sogar gefährdet. Ich hatte nicht das Gefühl, in diesen Büchern Lösungsansätze zu finden.

So viel zu Informationen aus Zeitungen und Büchern zu meinem Thema. Was gibt's im Internet – in den sozialen Medien?

Social-Media-Kanäle: YouTube, Instagram & Co

Eine Fundgrube ist YouTube. Gefühlt unendlich viele Beiträge. Fast alle aus zuverlässigen Quellen wie zum Beispiel Krankenkassen, Ärztinnen, öffentlich-rechtliche Sender. Der Tenor: Sex im Alter – ja, bitte! – Aber mehr Zeit und mehr Zärtlichkeit als nur Orgasmen. Auf Instagram erklären Sexualtherapeutinnen das Paarungsverhalten im Allgemeinen und geben auch praktische Tipps. Beantworten konkrete Fragen aus den Kommentaren mit konkreten Handlungsempfehlungen.

Andere Fragen und Aspekte: eine Informationssuche

Welche Bedeutung hat Vögeln überhaupt für die Partner?

Antworten:
– Anerkennung,
– Ausschüttung von Glückshormonen,
– Innige Verbindung,
– Vertrauen und Hingabe,
– Bestätigung »du bist richtig«,
– Körpersprache drückt gelebte Einigkeit aus.

Alles sehr angenehme individuelle Komponenten. Angenehm schon allein deswegen, damit man es häufig macht oder wenigstens immer versucht ist, es zu machen.[5]

Wenn wir uns aber auf das Wesentliche beschränken, also die individuellen Gefühle ausblenden, so ist der Zweck des Vögelns die Fortpflanzung und Arterhaltung. Da sich alle Lebewesen, Tiere, Menschen, Pflanzen, fortpflanzen, könnte man von einem evolutionären Auftrag sprechen: dem Auftrag zur Arterhaltung. Das wäre neben dem Auftrag zur Selbsterhaltung, den jede Kreatur von Geburt an hat, der zweite Auftrag, den jedes Lebewesen durch seine Existenz erhält. Dieser Auftrag wird aber erst mit der Geschlechtsreife aktiv. Bei Menschen wäre das die Pubertät. Danach können wir

---

5 Man stelle sich einmal vor, man bekäme beim oder vom Vögeln Sodbrennen oder ein saures Aufstoßen – die Menschheit wäre gefährdet!

zeugen und gebären. Der Auftrag zur Selbsterhaltung gilt und wirkt ein Leben lang. Fraglich ist, ob der Auftrag zur Arterhaltung auch lebenslänglich gilt. Bei Frauen ist die Gebärfähigkeit zeitlich eingeschränkt, man spricht von einer »biologischen Uhr, die tickt«. Wäre eigentlich logisch, wenn die männliche Zeugungsfähigkeit ebenfalls erlöschen würde. Das wäre auch ziemlich vernünftig eingerichtet. Denn, und hier schreibt jetzt der fünffache Vater, Kinder sind sehr anstrengend. Sehr, sehr anstrengend. Auch heute noch unter unseren zivilisatorischen Umständen. Früher, vor tausenden von Jahren, als wir Menschen unsere Nahrung jagen oder sammeln mussten, hatten Mutter und Vater eines Kindes deutlich höhere Anstrengungen, um sein Überleben zu sichern. Da machte es Sinn, dass sowohl Frau als auch Mann körperlich voll fit – auf der Höhe ihrer Leistungsfähigkeit – sein mussten, um Kinder zu zeugen und zu gebären und aufzuziehen. In unserer heutigen Zivilisation ist es medizinisch möglich, auch spät im Leben Kinder zu zeugen bzw. zu gebären. Aber das sind medizinische Eingriffe, die auf Gegebenheiten der Evolution aufbauen. Wenn wir heute – so wie es mir geschah – die sexuelle Zeugungsfähigkeit verlieren, so ist das evolutionär gewollt, also für mein Menschenleben richtig. Diese Überlegung deckt sich auch mit meiner Erfahrung; als meine Frau und ich ein Paar wurden, war meine Frau 35 Jahre, also gebärfähig, und ich war 53, also noch zeugungsfähig. Wir sprachen darüber, noch gemeinsame Kinder zu bekommen. Im Ergebnis waren wir beide dagegen. Sie hatte medizinische Gründe und ich hatte mir Folgendes überlegt: Ich war bei meinen damaligen Kindern jedes Mal sehr gerne aktiver Vater gewesen. Ich hatte zwölf Jahre Windelwechseln (netto) hinter mir. Ich war selbstverständlich nachts aufgestanden und hatte dem kranken Kind Medizin gegeben, Erbrochenes aufgeputzt, die Bettwäsche gewechselt und so weiter. Am nächsten Tag war ich natürlich erschöpft, genervt, reizbar gewesen. Wenn ich mit Mitte fünfzig nochmal Vater geworden wäre, hätte ich genauso gehandelt, Tag und Nacht. Aber die Zeit, die ich brauchte, um mich von solch geschredderten Nächten zu erholen, wäre deutlich länger, vielleicht sogar tagelang gewesen. Ich wäre also mehrere Tage wie ein Zombie durch meine Zeit geschlichen, hätte meine Menschen in meiner Umgebung unverhältnismäßig angeraunzt oder Ähnliches. Das wollte ich nicht. Meine Rekonvaleszenzzeit dauerte zu mir zu lange. Deswegen entschied ich mich gegen weitere Kinder. Ich spürte also schon damals, dass meine Energie für die Erfüllung des Auftrages zur Arterhaltung nicht mehr ausreichend war. Aus heutiger Sicht: kluge Entscheidung!

Wie kommt es zu einer Erektion?

Ein faszinierender Prozess. Ich möchte mich hier auf den bio-physikalischen oder bio-mechanischen Teil beschränken. Es ist viel komplexer als das, was ich beschreibe. Der mechanische Vorgang hat Ähnlichkeit mit einer Schleuse an einem Fluss; dazu kommen noch biochemische und auch mentale Faktoren. Die werden hier nicht dargelegt.

Der Phallus wird durch eine Arterie mit »frischem« Blut versorgt. Die Arterie läuft mitten durch die Schwellkörper. Normalerweise würde das arterielle Blut in die Schwellkörper diffundieren. Aber hier wird die Innenseite der Arterie durch ein Enzym glatt bzw. geschlossen gehalten, das heißt, aus der Arterie diffundiert kein Blut in die Schwellkörper. Der Phallus ist schlaff. Das Enzym nenne ich »Spaßbremse«. In den Unterleib zurück fließt das Blut durch die Vene. Nun kommen ein oder mehrere sexuelle Reize (Hören, Sehen, Fühlen, Riechen). Die Impulse gehen ins Gehirn, genauer in die Hirnanhangdrüse. Von dort direkt in den Unterleib, zur Prostata, den Hoden etc. Dort wird nun ein anderes Enzym, der »Spaßbremse-Löser«, ausgeschüttet, das die Wirkung des Spaßbremse-Enzyms vermindert bzw. verhindert. Nun kann Blut aus der Arterie in den Schwellkörper fließen. Gleichzeitig wird am anderen Ende des Blutkreislaufes die Vene durch eine Muskelschlinge in der Beckenbodenmuskulatur verschlossen, das Blut kann nicht abfließen. Es entsteht ein Überdruck. Die Schwellkörper füllen sich mit Blut und der Phallus richtet sich auf, er steht – wir haben eine Erektion! Nach Beendigung des Vögelns durch Orgasmus wird die Ausschüttung des Spaßbremse-Löser-Enzyms wieder eingestellt. Das Spaßbremse-Enzym kann seine Wirkung wieder voll entfalten, die Arterie wird wieder von innen geschlossen, die Muskelschlinge im Beckenboden löst sich auch, das Blut kann wieder abfließen, der Phallus wird wieder schlaff.

Die beiden Enzyme, Spaßbremse und Spaßbremse-Löser, haben also eine besondere Bedeutung. Ohne das Spaßbremse-Enzym hätten Männer eine permanente Erektion. Keine angenehme Vorstellung. Das körpereigene Spaßbremse-Löser-Enzym kann auch durch eine Potenzpille ersetzt werden. Hier setzt die Wirksamkeit der Pillen an; sie heißen im Fachjargon PHE-Hemmer. Der zweite wichtige Teil ist die Schließung der Vene durch einen Muskel im Beckenboden. So erklärt sich auch die Notwendigkeit von Übungen für den Beckenboden.

Welche Aufgabe hat die Erektion des Phallus?

Ich glaube, das ist einfache Physik: Durch die Erektion, das Ausstrecken des Penis, wird er länger. In dem Penis ist der Samenleiter. Wenn der Penis im Unterleib der Frau länger wird, dann kommt die Eichelspitze näher an den Muttermund heran. Bei der Ejakulation, dem Auswerfen der Samenstränge, haben es diese dann nicht mehr so weit bis zum Muttermund. Würde der Samen schon am Eingang zum Unterleib ausgeworfen, würden die Burschen – blind wie sie nun mal sind – wahrscheinlich auf halber Strecke hängen bleiben oder sonst wo im Unterleib landen. Die Folge wäre eine geringere Chance auf ein befruchtetes Ei und somit auf Arterhaltung.

Eine zweite Funktion ist das Stimulieren der Prostata durch rhythmisches Berühren, die den Samenerguss des Mannes veranlasst. Diese Stimulation kommt durch einen sanften Druck. Der sanfte Druck auf die Prostata entsteht dadurch, dass der pralle Schaft bei der Vorwärtsbewegung des männlichen Unterkörpers, der Hüften, auf einen leichten Widerstand beim Eingleiten in die Vagina stößt. Dadurch entsteht ein leichter Rückstau, der durch den prallen Schaft auf die Prostata übertragen wird. Ohne diese Massage der Prostata kann es nicht zu einem Orgasmus kommen.

Mit diesen Informationen konnte ich mir schon einiges erklären, aber es blieben Fragen offen, wie ich persönlich damit umgehen sollte.

Wie kam es zu meiner Irritation und Frustration?

Fraglich bleibt allerdings, warum mich meine geminderte Zeugungsfähigkeit, das Ausbleiben der Erektion hin zum prallen Phallus, so frustriert, schlussendlich völlig verzweifeln lässt. Was bescherte mir die Albträume und die schlaflosen Nächte? Was ließ mich meine Frau belügen? Eigentlich müsste ich doch froh sein: kein Balzen mehr, kein Buhlen um Aufmerksamkeit mehr, kein Stress mit Kindern mehr, der Auftrag ist abgearbeitet, das funktionale Paarungsverhalten ist nicht mehr nötig. Die Erfüllung des Auftrages zur Arterhaltung hat ein Ende, ich bin ein freier Mann – entspannt und souverän.

Für die Frustration gibt es sicherlich verschiedene Gründe. Ich will versuchen, sie aufzulisten, wobei diese Liste keinen Anspruch auf Vollständigkeit erhebt.

Der Verlust der Gewohnheit, der Selbstverständlichkeit im Ablauf

Zeit meines Lebens, seit der Pubertät, war der erotische und sexuelle Kontakt zu meiner jeweiligen Partnerin mit einem prallen Phallus kombiniert. Das heißt, über vierzig Jahre war er der bestimmende Körperteil des Liebesspieles. Zu keinem Zeitpunkt gab es dazu eine Alternative. Eine Alternative zu suchen war auch nicht nötig, weil der Phallus den Ablauf des Geschehens beherrschte. Ich glaube, dass es auch gar nicht möglich gewesen wäre. Selbstverständlich gab es Händchenhalten, Knutschen, Küssen, Streicheln, aber das löste sofort eine Erektion aus, Blut schoss sogleich in die Schwellkörper. Entweder wir hielten rechtzeitig inne, beließen es also beim »Anquälen«, oder unsere Körper folgten dem Ruf der Natur. Genauer: Wir erfüllten den Auftrag zur Arterhaltung. Das Wort »Auftrag« beinhaltet einen Auftraggeber. Das ist in diesem Zusammenhang keine Person oder Firma, aber irgendetwas Übergeordnetes: eine Macht größer als wir selbst. Es ist jedem selbst überlassen, an dieser Stelle Gott zu vermuten oder einfach einen wesentlichen Bestandteil der Evolution. Eine Form von Fremdbestimmung ist dieser Auftrag sicherlich, denn der Ablauf – das Vögeln an sich – ist immer der gleiche; ich beschreibe den Ablauf aus männlicher Sicht und stelle ihn bewusst vereinfacht dar: Sie liegt mit gespreizten Beinen unten, er liegt zwischen ihren Beinen, macht rhythmische Bewegungen aus der Hüfte und dabei wird der Phallus ein- und ausgeführt. Dadurch entsteht Erregung, die mit dem Samenerguss endet. Klingt eher funktional. Eine intellektuelle Kopfarbeit ist nicht gefordert, nicht einmal gewünscht. Erfahrungsgemäß wirkt Kopfarbeit störend.

Aber es ist nicht nur das Verhalten bei der Paarung, das von dem Auftrag bestimmt wird; auch mein Verhalten gegenüber Frauen, letztlich der Großteil des Sozialverhaltens, wird sowohl aktiv als auch passiv von dem Auftrag gesteuert.

– Aktiv:

Es beginnt mit dem morgendlichen Blick in den Spiegel: Ist der Body okay?

Ich kleide mich entsprechend. Entsprechend heißt: Ich will meine wirtschaftlichen oder anderen Fähigkeiten zum Ausdruck bringen.

Ich reagiere auf weibliche Reize, ob ich will oder nicht (ich nannte das auch schon mal »passive sexuelle Belästigung«)!

Im direkten Kontakt mit einer Frau verändere ich meine Körperhaltung, meine Mimik, meine Stimmlage.

Passend zu diesem Verhalten, besser: um dieses Verhalten optimal zu ermöglichen, kaufe ich entsprechend ein.

– Passiv:

Ich vermute gesellschaftliche Ansprüche, die an einen Mann gestellt werden (ich möchte anmerken, dass meine Sozialisation bezogen auf das Balz- und Paarungsverhalten in den 70er-Jahren des letzten Jahrhunderts stattgefunden hat).

Mein Körper: muskulös, gepflegt, durchtrainiert, sportlich, gepflegte Hände, modische Frisur

Outfit: alle Dinge/Sachen, die eine wirtschaftliche Potenz darstellen können (Hardware) – Kleidung, Wohnort/Wohnung, Auto, Einladungen in Restaurants usw.

Softskills: Alle Verhaltensweisen, die Kultiviertheit vermuten lassen (Software) – gebildet, musikalisch, am besten mit Instrument (die Gitarre zum Lagerfeuer), romantisch, naturverbunden, ausdauernd, entschlossen, zielstrebig, fleißig usw.

Alle diese Komponenten meines Verhaltens dienen dazu, mich für Frauen interessant und anziehend zu machen. Völlig unabhängig davon, ob ich in Beziehung lebe oder Solist bin. Selbst wenn ich keine Beziehung will, so ist mein Verhalten doch indirekt von dem Auftrag zur Arterhaltung bestimmt. So könnte sich auch die Begeisterung des Urologen für die Potenzpillen erklären. In seinem Alter und in seinem Denken, das wegen seines Alters noch vom Auftrag zur Arterhaltung gesteuert ist, gehört der erigierte Phallus ganz unbedingt, quasi als Voraussetzung, zum Liebesspiel.

Dieses indirekte und direkte Balzen erfordert Aufwand. Körperlichen Aufwand durch Sport, geistigen

Aufwand für die Bildung, finanziellen Aufwand für die Hardware. Vor dem Aufwand kommt die innere Bereitschaft, diesen zu betreiben, sich die Mühe zu machen. Beim älteren Mann lässt diese Bereitschaft deutlich und auch sichtbar nach: Er wird lässiger, entspannter und vernünftiger. »Für was brauche ich ein dickes Auto, wenn vor meiner Haustür die Bushaltestelle ist?« So und ähnlich.

Zu den vermuteten gesellschaftlichen Ansprüchen gehört sicherlich auch, dass ein Mann allzeit omnipotent zu sein hat. Nur so ist er ein Mann.

Das plötzliche Vakuum: »Was nun?«

Zuerst entsteht eine Irritation, wenn der Phallus nicht mehr prall steht. Was soll man machen so ohne prallen Schaft? Sicherlich kann man sich mit Fingerspiel oder auch Zungenspiel behelfen. Vorübergehend. Mal eine Ausnahme machen. Oder wie ich zum Urologen gehen. Hilfe suchen. Die chemische Keule einsetzen. So hoffen, dass alles wie gewohnt ist. So wie früher. Oder einfach hinnehmen. Totschweigen. Keine Zärtlichkeiten mehr. Vielleicht ein flüchtiger Kuss. Bloß keine schlafenden Hunde wecken. Ist halt so. Alles hat seine Zeit oder ähnlich.

Das Spüren der Ohnmacht – ein Leben mit der Verlustangst?

Ich musste feststellen, dass die Ratschläge meiner Freunde und des Fachmannes, des Urologen, nicht ausreichten, nicht die befreiende Wirkung hatten, die ich mir erhofft hatte. Unsicherheit und Ungewissheit blieben. In meiner Unsicherheit fürchtete ich bei Nacht, dass ich meine Frau nicht würde halten könnte. In diesen unruhigen Nächten war immer – wie von selbst – völlig klar, dass ich mit dieser Verlustangst würde leben müssen. Meine innere Konsequenz war, dass ich lieber ein Ende mit Schrecken und Leid wollte, als den Rest meines Daseins damit zu leben – dem Schrecken ohne Ende. Von einer Bekannten, deren Ehemann in meinem Alter und mit dem sie seit Jahrzehnten verheiratet ist, mit dem sie mehrere Kinder hat, hörte ich, dass ihr Mann plötzlich eifersüchtig geworden sei. Ohne jeglichen Grund. Eine Studienfreundin, mit der ich einst in Beziehung gelebt hatte, erzählte, dass ihr Mann, als er älter geworden war, sie bis zu seinem Tode extrem kontrolliert habe. So extrem, dass sie sein Ableben als Erleichterung empfunden habe. Könnte das auch eine Folge der Verlustangst sein? Das erscheint mir nach meinen Erfahrungen plausibel.

Die beängstigende, lähmende Sprachlosigkeit

Am schlimmsten fand ich meine Sprachlosigkeit. Ich hatte keine Worte mehr. In meinem Berufsleben hatte ich freie Reden und Vorträge gehalten. Tausende. Ich bin es durch Therapien und Männerkreise gewohnt, zu reflektieren und Zusammenhänge in Worte zu fassen. Ich muss Situationen in Worte fassen können, damit ich sie begreifen kann. Zu diesem Thema fehlten mir Worte, Begriffe, Hinweise – ich wusste nicht, wie ich meine Situation, meine Gefühle benennen sollte. Ich war früher immer stolz auf meine differenzierte Wortwahl gewesen, meine sprachlichen Fähigkeiten – und hier war plötzlich nur noch ein heißer, trockener Sandsturm im Gehirn. Deshalb war es mir auch nicht möglich, mit meiner Frau zu reden; ich wusste einfach nicht, was ich sagen sollte.

Das besonders Üble an dieser Sprachlosigkeit war, dass ich mich ohnmächtig fühlte. Ich konnte keine Fragen formulieren. Ich war suchend, hilflos, orientierungslos. Und dadurch wurde ich zu einem offenen Tor für die Fernseh- und Zeitungswerbung der gefühlt letzten Jahrzehnte. Alle Werbebotschaften fielen mir ein: »Erektionsstörung? Wir helfen dir! Nimm dies! Nimm das!« Ich war geneigt, die Apotheke leer zu kaufen, wusste aber gleichzeitig, dass das keine Lösung war.

So wollte ich nicht leben. Als Erstes musste ich meine Sprachlosigkeit aufarbeiten. Wie konnte es dazu kommen? Ich bin zu folgender Erklärung gelangt. Wenn man vögelt, folgt man dem Auftrag zur Arterhaltung. Zu diesem Auftrag gibt es einen Auftraggeber. Nennen wir

ihn »Macht, die größer als wir selbst ist«. Dieser Auftraggeber hat den Ablauf des Vögelns – für alle Krea-
turen, für die ganze Welt und für alle Zeit – voreingestellt. Daher das funktionale Paarungsverhalten ab dem
»magischen Moment«. Weil der Ablauf voreingestellt
ist, braucht man darüber nicht zu reden, man muss
niemandem etwas erklären. Man muss sich keine Gedanken machen und braucht keine Worte. So ging das
über vierzig Jahre bei mir. Wenn man vierzig Jahre lang
etwas nicht besprechen musste, wie sollte man dann
plötzlich darauf kommen, die richtigen Worte zu finden,
daraus Sätze zu bilden und so Zusammenhänge aufde-
cken zu können? Geht nicht. Ist so ähnlich wie bei der
Eingabe der PIN am Bankautomaten; jeder kann das,
aber sollte man seine Ziffernfolge benennen, so hat man
Schwierigkeiten, muss erst genau überlegen, im Geiste
die PIN-Eingabe durchspielen. Oder so ähnlich wie
beim Autofahren. Wer macht sich nach vierzig Jahren
Übung im Autofahren noch Gedanken darüber, welche
Vorgänge sowohl im Gehirn als auch im Körper bei dem
Umschalten vom zweiten in den dritten Gang ablaufen?
Niemand. Ich denke, wenn man sich vierzig bis fünfzig
Jahre über einen natürlichen Handlungsablauf keine
Gedanken machen musste, der Ablauf fast unbewusst
ablief, so stehen einem beim Ausbleiben des Ablaufs
auch keine bewussten Gedanken zur Verfügung; man
muss sich das alles erst einmal bewusst machen.

Mit dieser einfachen, aber plausiblen Erklärung
konnte ich meine Sprachlosigkeit auflösen. Nach meinem Gefühl hatte ich nun wieder eine Möglichkeit, das

Thema zu bearbeiten. Die Ohnmacht ließ nach, es folgte ein Gefühl des Aufbruchs, der wirksamen Bearbeitung. Als Erstes kam die Annahme. Die Akzeptanz, dass es nun so war. Ältere Männer sollen keine Kinder mehr zeugen. Ist evolutionär sicherlich richtig. In unserer zivilisierten Gesellschaft aber nicht zwingend. Wir brauchen nicht mehr das Mammut zu erlegen, um über den Winter zu kommen. Und dann die Akzeptanz der fehlenden Erektion, gefolgt von der Frage: Was geht sonst? Und nun wird's spannend.

»... und was gibt es sonst?«

Fundgrube Social-Media-Kanäle

Wenn erstmal klar ist, dass mein Vögeln im Auftrag der Arterhaltung vorbei ist, dass weder die chemische Keule noch die Schwellkörper-Autoinjektion eine Alternative ist, bleibt diese spannende Frage.

Ich habe in meinem Leben Erfahrungen gesammelt. Zärtlichkeiten beim Vorspiel zum Beispiel. Die Zärtlichkeiten dienten aber der Stimulation hin zum Vögeln, waren also ein Teil der Auftragserfüllung. Nun ist es aber mit dem Vögeln vorbei und die ehemaligen Vorspiel-Zärtlichkeiten bekommen eine zentrale Bedeutung fürs Liebesspiel. Sie sind das Liebesspiel. Wenn ich also bisher meine Frau mit einem erigierten Phallus beglücken konnte, muss ich mir jetzt etwas überlegen. Welche Möglichkeiten, außer Potenzpillen, habe ich noch?

YouTube/Instagram zum Masturbieren

Aus diversen Videos, in denen das Masturbieren der Frauen erklärt und empfohlen wird, lerne ich. Zum Beispiel über die tatsächliche Größe der Klitoris. Würde mich wundern, wenn das im Sexualkundeunterricht in der Schule erläutert würde. Über den G-Punkt. Über den A-Punkt. Die Abkürzungen werden leider nicht erklärt. Für mich überraschend ist allerdings, dass diese Erklärvideos von kompetenten Stellen, zum Beispiel von Krankenkassen, gemacht werden. In einem wird von einer Ärztin erklärt, wie Analsex schmerzfrei funktioniert. Ich staune; meine Enkel wissen mehr über Analsex als ich. Habe ich irgendwo zwischendurch den Anschluss verpasst? Im Ergebnis weiß ich, dass ich für die Befriedigung meiner Frau gar keinen erigierten Phallus brauche. Fingerspitzengefühl, das Liebkosen der Brustwarzen, der Klitoris-Perle mit meinen Lippen, meine Zungenspitze und anschließend das vaginale Massieren mit den Fingern sorgen für die Befriedigung meiner Frau. Im Ergebnis erreicht sie ihren Höhepunkt. Motto: Gnädigste masturbieren nicht mehr selber, Gnädigste lassen masturbieren! Mein Mund und meine Fingerspitzen sind viel feinfühliger als ein erigierter Phallus. So präzise kann kein Phallus die Sensoren einer Frau massieren. So wird mir auch verständlich, weshalb eine der befragten Damen in dem Zeitungsartikel vom »besten Sex ihres Lebens« sprach. Mental ist das für mich eine völlige Erleichterung. Ich kann sie wieder befriedigen, und zwar richtig. Ich bin nicht mehr austauschbar. Meine Verlustangst schwindet. Ich bin ihr Liebhaber. Der einzige.

Ein angenehmer Nebeneffekt: Ich hatte eingangs von meiner Versagens- und späteren Verlustangst geschrieben. Die Ängste lösen mental einen starken Druck aus. Durch diesen Druck ist eine Entspannung – Voraussetzung für eine Erektion – stark beeinträchtigt. Die Angst, der Leistungsdruck verhindern die Erektion. Jetzt haben wir Liebesspiel, ohne dmn Auftrag zur Arterhaltung folgen zu müssen. Ich nenne diese Lebensphase »postordonal«, d. h. nach-dem-Auftrag. Durch die postordonalen Zärtlichkeiten und das Gefühl, ein guter Liebhaber sein zu können, löst sich sowohl die Angst als auch der Leistungsdruck. Die Abwesenheit lässt den Phallus beim Liebesspiel wieder anschwellen; nicht so prall wie früher, aber noch so sehr, dass sich meine Frau gelegentlich ein kurzes »klassisches« Vögeln ohne Samenerguss wünschen kann.

YouTube/Instagram zur Prostata-Massage

In mehreren Videos von Sexualtherapeuten (Gianna Bacio und anderen) wird behauptet: Die Prostata ist die Klitoris des Mannes! Bisher kannte ich die Prostata nur im Zusammenhang mit Krebserkrankung oder damit, dass sie im Alter anschwillt und so den Harnstrahl beeinträchtigt. Nun sollte sie der Schlüssel für den Weg zum Höhepunkt sein? Und überhaupt war mir der anale

Teil meines Körpers fürs Liebesspiel eher unantastbar.
Wörtlich zu nehmen.

Beim zweiten Hinsehen entpuppt sich diese Auf-
fassung als konditioniert. In meiner Kindheit diente
der Po ausschließlich der Bestrafung. Ein ehemaliger
Lehrer nannte ihn »pädagogisch bevorzugten Körperteil«. Das war sicherlich gesellschaftlich so verankert.
Auch in der Schule war es wie bereits erwähnt zulässig,
Kinder körperlich zu züchtigen. Die Erlaubnis, Kinder
zu schlagen, wurde erst 1973 abgeschafft.[6] Da war ich
bereits sechzehn und in der zehnten Klasse. In meiner Grundschule wurde ich auch noch geschlagen. Zusätzlich erschwerend war, dass sexuelle Handlungen
im Analbereich schwulen Männern vorbehalten waren. Ich bin aber nicht schwul. Und nun sollten mein Po
und der Analbereich der Zugang zu meinem sexuellen
Höhepunkt sein? Diese pädagogische Schlachtbank zu
einer erogenen Zone zu erheben, schien mir ein langer
Weg und beschwerlich. Jedenfalls anfangs.

Ich erinnerte mich an meine Musterung zur Wehr-
tauglichkeit (ich unterlag noch der allgemeinen Wehr-
pflicht). Während der Musterung, bei der ich nackt war,
forderte mich der Arzt auf, mich umzudrehen, meine
Beine zu spreizen und meinen Oberkörper auf dem
Tisch abzustützen. Er stand hinter mir und so konnte
ich nicht sehen, was er vorhatte. Er schob einen Finger
in meinen Po und fühlte nach der Prostata; »Husten Sie
mal!« – ich war überrascht, harrte aber aus. Was mir

---

6   Quelle: Deutschlandfunk, https://www.deutschlandfunk.de/
     pruegeln-verboten-vom-langen-kampf-fuer-die-kinderrechte

auch in Erinnerung blieb, war, dass sich das Abtasten der Prostata angenehm anfühlte. Meine erste sexuelle Erfahrung im Analbereich! Ein Hinweis zur Erweiterung unserer Möglichkeiten.

Kapitel III

Handlungsempfehlungen

In diesem Kapitel kombiniere ich meine eigenen sexuellen Erfahrungen mit Informationen aus verschiedenen glaubwürdigen Quellen zu einigen Empfehlungen, die von uns als Paar auch so gelebt werden.

Allgemeines vorab – meine Prämissen

Ich gehe davon aus, dass der Auftrag zur Arterhaltung bei Männern wahrscheinlich ab dem sechzigsten Lebensjahr erlischt. Die statistische Lebenserwartung liegt bei ca. achtzig Jahren. Daraus folgt, dass man noch zwanzig Jahre ohne den Auftrag und dessen Verhaltensgebote leben könnte. Des Weiteren nehme ich an, dass »die Kinder aus dem Haus sind«, das älter gewordene Liebespaar also wieder alleine lebt. So wie damals vor den Kindern. Ob nun beide noch arbeiten oder schon beide in Rente sind, oder der eine so und der andere so – für die Gestaltung der nächsten zwanzig Jahre bietet sich viel Spielraum an. Meine Handlungsempfehlungen nutzen diesen Raum für Veränderungen durch persönliche Gestaltung voll aus; daher könnten meine Empfehlungen radikal wirken. Vielleicht sind sie auch nur unbequem, weil sie bisheriges Verhalten, genauer: Unterlassen, infrage stellen.

Durch die und während der Erziehung der Kinder und

aufgrund der Arbeit sind viele Routinen entstanden; die Kinder müssen an Wochentagen um 08:00 Uhr in der Schule sein. Daraus ergibt sich die Zeit zum Aufstehen. Somit hat sich ein Tages- und Wochenablauf gebildet. Diese Abläufe werden nicht mehr gebraucht, sind aber durch jahrelange Übung zu Routinen geworden. Durch die Sachzwänge sind die eigenen Ansprüche an die persönliche Lebensqualität niedergemacht worden. Dafür war kein Platz; die soziale Kompatibilität war der Maßstab des eigenen Verhaltens. Nun könnte Freiheit herrschen, aber diese alte und neue Freiheit will erst einmal erarbeitet sein. Das heißt, zu Beginn jedenfalls, es könnte unbequem werden. Man kann auch alles so lassen, wie es war und noch ist. Ich nehme aber an, dass einige Verhaltensweisen des jeweils anderen Elternteils nur deshalb nicht angesprochen worden sind, weil die Sachzwänge dazu keine Zeit ließen. Wenn das Kind in die Schule muss, kann man nicht darüber diskutieren, dass das Marmeladenglas so und so in den Kühlschrank gehört. Vielleicht ist ein Elternteil ein Early Bird, steht gerne früh auf und ist sofort voll da. Der andere ist ein Morgenmuffel, braucht Zeit, um in den Trott zu kommen. Wenn diese beiden morgens in der Küche aufeinandertreffen, sind Spannungen und Disharmonien in der Situation nur schwer zu vermeiden. Meine Frau und ich sprechen dann von »unterschiedlichen Dynamiken«.

Noch viel krasser und weit verbreitet ist das Schnarchen. Jede Nacht durch das Schnarchen des Partners des Schlafes beraubt zu werden, ist fast ein Scheidungsgrund. Getrennte Schlafzimmer sind nur eine inkonsequente Lösung des Problems. Ob ich schnarche, weiß ich nicht. Ich weiß aber, dass es meine Frau nicht stört – sie schläft in ihrer eigenen Wohnung. Außer diesen Beispielen lässt sich noch vieles andere sogenannte Alltägliche in dieser Liste aufführen. Als noch anstrengender stelle ich mir die Lebensumstellung von Arbeitsleben zu Rentnerdasein vor. Während des Berufslebens waren beide jeden Tag mehrere Stunden voneinander getrennt, nun hocken beide Tag für Tag beieinander. 24/7. Jeder der beiden hat andere Vorstellungen von der Gestaltung des Tages, der Woche, der Zeit. Ausgesprochene und unausgesprochene. Da ist die Belastung der Beziehung vorprogrammiert. Was früher von Sachzwängen zugekleistert wurde, kann jetzt aufbrechen und offen zutage treten. Ich habe mehrfach gehört, dass geschiedene Männer ihren ehemaligen Ehefrauen vorwarfen, sie habe sich selbst verwirklichen wollen. Sie, die Männer, waren jedes Mal völlig überrascht davon. Ich glaube, so bildet sich das dann ab. Insofern fangen meine Empfehlungen sehr radikal an: getrennt wohnen – gemeinsam lieben!

Getrennt wohnen, gemeinsam lieben

Ich kann gut nachempfinden, dass niemand seine gewohnte Umgebung aufgeben will. Es spricht auch einiges dagegen:
- Zwei Wohnungen, – das kostet Geld,
- Das Verhältnis zu den anderen Hausbewohnern und Nachbarn,

– Die Vertrautheit der Laufwege zum Supermarkt,
zum Arzt, zum Friseur usw.,
– Die Ortskenntnis des Viertels, in dem man lebt,
– Der Plausch mit Bekannten, die man auf der
Straße trifft.

Diesen Kriterien ist gemeinsam, dass sie im Außen
stattfinden. Wenn man dem Außen keine große Bedeutung beimisst, verlieren sie an Bedeutung. Das
wird bei den Ehepartnern auch unterschiedlich sein.
Vielleicht nur marginal, aber unterschiedlich sicherlich. Das kann man bei einer Entscheidung berück-
sichtigen. Wahrscheinlich ist auch, dass jemand, der
ein Leben lang an einem anderen Ort, ob nun Viertel,
Dorf oder Stadt, gearbeitet hat, zu dem Arbeitsort ein
intensiveres Verhältnis hat als zu seinem Wohnort. Ich
möchte niemanden dazu überreden, den gemeinsamen
Haushalt aufzugeben, aber für eine liebe- und gefühl-
volle Beziehung hat eine räumliche Trennung klare und
gute Konsequenzen: Zum einen entfallen die lästigen
Kompromisse – selbst wenn man sich daran gewöhnt
hat, es bleiben Kompromisse – und zum anderen ist
die Beziehung nicht mehr alltäglich, das heißt, sie wird
etwas Besonderes. Sie bekommt einen ähnlichen Status
wie damals, bevor man zusammenzog, nur besser. Bei
zwei Wohnungen kann jeder der beiden seinen eigenen
Tagesrhythmus leben, zum Beispiel frühstücken, was
und wann man will. Bei uns macht sich meine Frau
eine Schale mit Obst, Müsli, Hafermilch und anderen
Nährstoffen. Dann nimmt sie ihre Schale und setzt sich
in ihre Meditationsecke. Ich selber frühstücke am ge-

deckten Tisch; der sieht dann eher aus wie ein kaltes Buffet. Dazu die Tageszeitung und Radiogedudel. Wir beide haben völlig verschiedene Vorlieben und Schwerpunkte und bei uns muss keiner auf einen Kompromiss eingehen oder Zugeständnisse machen. Nicht dafür. Dieses Beispiel ist aber nur eines von vielen. Das zieht sich sehr wahrscheinlich durch den ganzen Tag. Man sollte sich einmal bewusst machen, wie häufig man am Tag seine persönlichen Vorlieben zurückstellt.[7]

Anders sieht es im Innen, der gemeinsamen Wohnung, aus.

Sicher ist die Zimmerordnung von der Architektur vorgegeben und der Vergangenheit geschuldet, zum Beispiel das oder die Kinderzimmer. Wenn die Kinder inzwischen aus dem Haus sind, entstehen Freiräume. Meist werden ehemalige Kinderzimmer umgewidmet, das heißt, sie werden zu dem Hobbyraum für die Malerei oder so. Schön, wenn man zwei Kinderzimmer hat – dann könnte jeder eines für seine Interessen nutzen. Wohnzimmer und Küche, ehemals zentrale Orte des Familienlebens. Die Gestaltung des Wohnzimmers

---

[7]   Das sollte aber auf keinen Fall als Diskussionsgrundlage genommen werden. Es geht darum, es einfach nur festzustellen und sich wechselseitig zu informieren. Das sollte nie als Vorwurf gemeint oder mit einer Erwartung (»Da schau her, wie viel ich für uns oder dich aufgebe!« oder ähnlich) verbunden sein. Einzelne Punkte wie das Frühstück sollten auch nicht diskutiert werden nach dem Motto: »Das hast du doch schon immer so gemacht und nun plötzlich gefällt es dir nicht mehr!« Jeder Paarteil hat sich zu Kompromissen gezwungen und sich selbst teilweise aufgegeben. Es geht hier nur um die Auflistung.

richtet sich häufig nach dem Standort des Fernsehers. Danach werden Sofa, Sessel und so weiter ausgerichtet. Aber was ist, wenn ein Teil des Paares keine Lust mehr auf abendliches Fernsehen hat? Ganz was anderes machen möchte? Wie würde dieser Mensch das Wohnzimmer gestalten?

Die Küche wird praktisch und funktional eingerichtet. Üblicherweise nach den Vorgaben der Frau. Meine Frau ist kleiner als ich. Folglich ist die Höhe der Arbeitsplatte und der Hängeschränke nach ihrer Körpergröße ausgerichtet. Für mich ist das zu niedrig. Wenn ich lange genug an der Platte etwas zubereite, bekomme ich Rückenschmerzen, weil ich ständig vornübergebeugt bin. Das soll die nächsten zwanzig Jahre so sein? Oder bleibe ich bequem und überlasse einfach die Küche meiner Frau? Bleibe so in der Abhängigkeit, denn wer einkauft und kocht, bestimmt, was auf den Tisch kommt. Mahlzeit! Meine Frau und ich haben dieses Thema nicht – wir haben auch verheiratet unsere eigenen Wohnungen. Das ist ein bisschen glücklich, aber wir konnten bisher wegen unserer Kinder nicht zusammenziehen und haben es einfach dabei belassen. An die Kosten haben wir uns gewöhnt. Sicherlich könnten wir Miete und Nebenkosten einsparen, wenn wir zusammenzögen; aber im Moment ist uns unsere Beziehung wichtiger. Das wird sich erst ändern, wenn einer von uns beiden pflegebedürftig wird.

Wohnungspflege

Noch schlimmer ist die Verteilung der Haushaltsreinigung. Häufig haben sich dabei Verhaltensmuster eingeschliffen, die auch der Vergangenheit geschuldet sind. Putzen, Wäsche waschen kann jeder Mensch, sowohl Frauen als auch Männer. Wahrscheinlich aber unterschiedlich. Für Männer, die in Zukunft alleine leben wollen, könnte es hilfreich sein, einen Freund um Rat zu fragen, der alleine lebt. Der bringt seine Wohnung ohne Frau in Ordnung.

Früher, bevor man mit dem geliebten Menschen zusammenzog und eine Familie gründete, war das ja auch gegangen. Man muss sich über eines klar sein: Nur ein unabhängiger Mann ist sexy!

Wenn man nicht (mehr) zusammenwohnt, ist für die Beziehung die verabredete Paarzeit das Beste. Diese Zeiten sind heilig! Mindestens! Paarzeiten sind Hochzeiten. Sie werden zu etwas ganz Besonderem. Ein bekanntes und trotzdem neues Gefühl taucht wieder auf: Vorfreude! Vorfreude auf die Verabredung kann wieder entstehen. Das kann sich dann schon im Outfit abbilden. Zwischen den Paarzeiten taucht ein weiteres altbekanntes Gefühl wieder auf: vermissen, Sehnsucht haben, sich Kontakt wünschen. Ich möchte an dieser Stelle nicht unerwähnt lassen, dass meine Frau und ich im selben Stadtteil wohnen, Luftlinie ca. 600 Meter voneinander entfernt. Die Gefühle kommen auch bei kurzen Distanzen. Wir haben am Morgen des Tages unseren Video-Call und besprechen den Tag, was jeder vorhat, was ansteht usw. Wir können mal kurz auf einen Kaffee vorbeikommen. Aber vorher anrufen wäre geboten – könnte sein, dass er oder sie zu tun hat oder unterwegs ist. Die Gestaltung der Paarzeit ist auch nicht routiniert. Kochen wir selber oder gehen wir essen? Bei dir oder bei mir? Was soll ich uns machen? Gemeinsam in der Küche, plaudern, besprechen, Neuigkeiten austauschen, planen, gemeinsam essen. Danach ab zum Mittagsschlaf. Siehe oben. Zwei getrennte Wohnungen bedeutet nicht, alleine zu leben! Man achtet wieder auf Attraktivität. Man entwickelt wieder Vorschläge für eine gemeinsame Zeit. Wieder zu Hause tummelt sich jeder in seinem eigenen Tages-, Bio- oder Interessenrhythmus. Diese Idee, vor allem die Revitalisierung des Verhaltens aus dem frühen Stadium der Liebesbeziehung, mag irritieren; vielleicht wirkt sie anstrengend (Veränderungen, das Aufgeben bzw. Ersetzen von Routinen). Aber wir reden von zwei Jahrzehnten Leben. Die wollen gestaltet werden.

Ein letzter Punkt, der nicht verschwiegen werden soll: Einer geht zuerst. Der andere bleibt noch. Und dann ist ein gemeinsamer Haushalt für den Hinterbliebenen eine zusätzliche Qual und Belastung. An allen Ecken und Enden wird man an den Verstorbenen erinnert; Sachen, die nicht mehr verwendet werden, müssen entsorgt werden. Letztlich ist die Wohnung oder das Haus für einen allein zu groß und muss aufgelöst und verlassen werden. Das kann man ihr oder ihm ersparen.

Persönliche Körperpflege: Übungen zur Mobilität und für den Beckenboden

Die Paarzeit, dieser besondere Anlass, gibt eventuell auch Auftrieb für eine körperliche Optimierung. Also nicht nur die Locations und das Outfit, sondern auch die körperliche Verfassung könnte verbessert werden. Leistungssport wäre übertrieben, es sei denn, man war schon immer so drauf. Aber Gymnastik, zum Beispiel Qigong-Übungen, sind für ältere Männer sehr empfehlenswert; diese sanften Übungen verbessern sowohl die Körperhaltung als auch die Körperspannung ohne großen Aufwand. Ich selber mache einige Übungen, die ich mir auf YouTube rausgesucht habe, ein- bis zweimal täglich. Sehr leicht und problemlos täglich zu absolvieren sind Übungen zur Beckenbodenmuskulatur (siehe: 9. Anhang). Es geht nicht um den Aufbau von Muskelpaketen, sondern vielmehr um Körperspannung. Damit erhöht sich die Ausstrahlung und damit die Attraktivität und damit wiederum die Vorfreude auf ein Liebesspiel. Liebesspiel ist nämlich Körpersprache.

Ernährung

Mit der Minderung der körperlichen Aktivitäten wie Arbeit oder Ähnliches schwindet auch der Bedarf an Ernährung; man hat weniger Appetit oder Hunger. In der Folge isst man weniger. Dadurch könnte es aber zu einer mangelhaften Ernährung kommen. Eventuelle

Defizite lassen sich durch Nahrungsergänzungsmittel beheben. Gute und ausführliche Informationen geben Krankenkassen im Internet; Suchbegriff: »Nahrungsergänzungsmittel für Senioren«. Eine Empfehlung, welches Ergänzungsmittel individuell das richtige ist, kann ich nicht geben. Menschen sind unterschiedlich, und was für den einen notwendig und gut ist, könnte für einen anderen schädlich und schlecht sein. Am besten den Hausarzt fragen. Aber Vitamin D3 geht immer. Auf YouTube gibt Dr. Raimund von Helden gute Informationen dazu.

Eine zweite Meinung einholen – ein anderer Urologe

Ich habe von meinem bzw. unserem Besuch bei einem Urologen berichtet. Später bin ich im Rahmen einer Krebsvorsorgeuntersuchung zu einem anderen Urologen gegangen. In unserem Gespräch habe ich ihm auch von meinen Erfahrungen mit Sildenafil-Potenzpillen und dem Hinweis auf eine Schwellkörperautoinjektionstherapie (SAIT) berichtet. Zu SAIT bemerkte er nur, dass das Präparat zurzeit nicht zu besorgen sei, es sei denn, ich wäre bereit, dafür sehr Geld auszugeben; ein Apotheker würde es dann speziell für mich anrühren. Zu den Sildenafil-Potenzpillen hatte er eine Alternative. Ein Medikament mit dem Wirkstoff Tadalafin. Dieser Wirkstoff ist deutlich schwächer und wirkt durch eine tägliche Einnahme aber kontinuierlich. Ich habe es ausprobiert; ich nehme täglich zu meinen anderen Nahrungsergänzungsmitteln eine Tablette davon. Anders als das Sildenafil-Präparat, das situativ eingenommen werden muss und so auch den Ablauf des Liebesspieles und die Stimmung beeinträchtigt, wirkt Tadalafin ständig und im Hintergrund. Wenn meine Frau und ich ein Liebesspiel haben, sorgt es für eine akzeptable Erektion. Meine Frau nennt das Präparat zuverlässig.

Seelenpflege I – die eigene Sprachlosigkeit überwinden

In meinem Bericht habe ich beschrieben, wie sehr mich meine Sprachlosigkeit zu dem Thema Sex belastete. Zurückzuführen war das auf meine Sozialisation in meiner Kindheit und Jugend. In der Zeit war Sex entweder akademisch (»verlateinischt«) oder ordinär. Als ich während meiner Leidens- und Forschungsphase im Internet Beiträge und Videos dazu sah und hörte, wurde ich fast neidisch, wie selbstverständlich die Damen und Herren sprachlich mit dem Thema umgingen. Genauer betrachtet arbeiten diese Fachleute jeden Tag zu dem Thema und sprechen dann auch so selbstverständlich darüber. Ich nahm mir die Videos als Vorlage für mich und fing an, darüber zu reden. Zu Anfang führte ich Selbstgespräche. Im Bad oder abends im Bett. Ich sagte meine Sorgen und sexuellen Wünsche halblaut, aber so, dass ich sie hören konnte, vor mich hin. Ich wiederholte diese Sätze so lange, bis sie für mich authentisch klangen, bis ich sie mir selbst glauben konnte. Aber irgendwann muss sich die Theorie in der Praxis beweisen. Meine Frau und ich hatten unsere Code-Sätze und so begann ich unser Gespräch mit den Worten: »Liebling, mich beschäftigt ein Thema und ich möchte dich bitten, mal gemeinsam mit mir darüberzuschauen.« So oder ähnlich. Damit war das Eis gebrochen.

Gemeinsame »Körperpflege«

Außer der persönlichen Körperpflege bedeutet »gemeinsame Körperpflege« gemeinsame Schritte hin zum Liebesspiel. Vor einer Paarzeit gemeinsam wandern, radeln oder schwimmen, Hauptsache an der frischen Luft und leicht schweißtreibend. Das gibt Körpergeruch und der Volksmund weiß schon: »Ich kann dich gut riechen!« Körpergeruch ist nämlich ein Aphrodisiakum. Verstärken lässt sich das durch Aktivitäten mit Körperkontakt – Tanzen! Meiner Ansicht nach ist es nicht sinnvoll, einen Tanzkurs zu besuchen. Da lernt man zusammen mit anderen Anfängern oberflächlich einige Tänze, die man hinterher nicht mehr braucht. Sinnvoller ist es, sich gemeinsam einen Tanz auszusuchen und dann einen persönlichen Kurs zu diesem einen Tanz zu organisieren; vielleicht Walzer oder Rumba. Erstmal nur diesen Tanz gemeinsam lernen. Zwischen den Unterrichtseinheiten zu Hause üben. Während der Paarzeit nach dem Essen und vor dem Mittagsschlaf. Viel Spaß! Später dann am Abend zum Tanzen ausgehen und danach die charmante Frage: »Gehen wir zu dir oder zu mir?«

Seelenpflege II – gemeinsam Erklärvideos anschauen

Das Thema ist auch hier die Sprachlosigkeit zum Thema Sex und Liebesspiel. Man kann sicher sein, dass auch die weiblichen Baby-Boomer, also die Frau an der Seite, Hemmungen hat, sich zu artikulieren. Ein Paar vögelte in der Vergangenheit häufig miteinander, und da beide intuitiv wussten, wie es geht, sprachen sie wenig oder kaum darüber. Den Frauen wurde genauso, wahrscheinlich sogar noch eindringlicher, vermittelt: »Sowas sagt man nicht!« Meine Mutter, Jahrgang 1935, inzwischen verstorben, erzählte mir einmal, ihr sei beigebracht worden, wer masturbiere, bekomme davon einen Schaden am Rückenmark. So etwas oder ähnlichen Unsinn haben sicherlich einige Baby-Boomerinnen auch »gelernt«. Ich glaube, es ist hilfreich, wenn man das Liebesspiel im Alter erforschen will, sich gemeinsam die Erklärvideos zu Masturbation und Prostata, zum Beispiel von Krankenkassen, anzuschauen und dann diesen extrinsischen Input mit konkreten Fragen zu vertiefen: »könnte es dir gefallen, wenn ich dich so befriedige?«

Externe Stimulanzen – für Fortgeschrittene

Es ist keine Frage: Pornos turnen an, Männer jedenfalls. Frauen aber nicht? – Kaum zu glauben. Tatsächlich gibt es inzwischen Plattformen im Internet, die erklärtermaßen Pornos für Frauen anbieten. Diese Pornovideos haben andere Schwerpunkte; während es bei maskulinen Pornos sehr schnell und fast nur um Blasen und Vögeln und Stöhnen geht, also reduziert auf das scheinbar Wesentliche, zeigen die femininen Pornos mehr zu den handelnden Personen und mehr Vorgeschichte; dieser Teil bedient eher die Beziehungsebene und wirkt somit einfühlsamer. Das wäre doch mal was für den Samstagabend! Der Suchbegriff für das Internet lautet »Pornos für Frauen«. Viel Spaß beim Stöbern!

Raus aus der Phallokratie – rein ins selbstbestimmte Liebesspiel!

Allgemein

Der Auftrag zur Arterhaltung ist »abgearbeitet«. Meine Frau und ich sind jetzt davon befreit. Wir können unser Liebesspiel selbstbestimmt gestalten, der »magische Moment« übernimmt nicht mehr das Regiment. Wir können so lange knutschen und streicheln, wie wir wollen. Und damit geht es los.

Ich befriedige meine Frau – ich bin wieder ihr Liebhaber

Ich hatte bereits beschrieben, dass im Internet und auf Social-Media-Kanälen Frauen das Masturbieren erklärt und empfohlen wird. Beim Liebesspiel des Paares kann man(n) darauf aufbauen. Außerdem hat dieses Liebesspiel noch eine sehr schöne Konsequenz: Beim Vögeln waren unsere Körper wegen der engen Verbindung von Phallus und Vagina immer ganz nah, ich konnte meine Frau nie in voller Größe sehen. Bei unserem neuen Liebesspiel kann ich mit ansehen, wie der Körper meiner Frau auf die Massage reagiert, wie sie sich schmiegt und sich langsam dem Höhepunkt nähert. Es ist eine wahre Freude, zu erleben, wie sich der geliebte Mensch im Wohlbehagen hingibt. Ihr Orgasmus ist für mich nicht nur ein Naturschauspiel, sondern auch ein Vertrauensbeweis; sie gibt sich völlig hin, wird im Orgasmus gänzlich hilf- und wehrlos. Sie gibt die Kontrolle über ihren Körper ab und ihn mir völlig hin. Ist nicht mehr Herrin ihrer Sinne. Sie vertraut sich mir vollständig an. Eine Bestätigung meiner Person sondergleichen. Ich fühle mich nicht mehr austauschbar, kein anderer Mann kann das. Ich bin ihr Liebhaber. Der einzige. Und so lösen sich meine Versagens- und Verlustangst völlig auf.

Stellungen, die nicht im Kamasutra stehen

»T-Stellung«

Praktisch könnte das wie folgt gehen: Ich nenne das »T-Stellung«. Wir liegen nebeneinander nackt im Bett. Wir küssen uns, eher ein zärtliches Knutschen, ausdauernd und zeitlos. Der magische Moment, der plötzlich alles hektisch werden lässt, entfällt ja. Dabei streicheln wir unsere Körper, so weit die Arme reichen. Nach einiger Zeit richte ich mich auf und hocke mich kniend auf Hüfthöhe neben meine Frau. Meine Frau liegt vor mir, ihre Füße sind links von mir und ihr Kopf rechts. Mit meiner linken Hand streichele ich ihre Oberschenkel, deren Innenseite, Richtung Unterleib. Mit der rechten Hand kann ich ihre Brüste massieren oder den Bauch streicheln, Richtung Unterleib. Mit dem Mund kann ich sie küssen auf Brüste, Bauch und weiter Richtung Schamhügel. Ich habe also statt eines erigierten Phallus drei »Werkzeuge« zu ihrer Stimulation: zwei Hände und einen Mund. Eine sehr wirksame Dreifaltigkeit! Die linke Hand wandert vom Schenkel zum Po, zum Anus, den sie mit einer Fingerkuppe umkreist, über den Damm zu ihrer Vagina. Die linke Hand kommt sozusagen von hinten. Meine rechte Hand wandert von den Brüsten über den Bauch zum Schamhügel und so zur Vulva und Vagina. Sie kommt von oben. In den Schamlippen sind die Ausläufer der Klitoris. Während der erste Finger der linken Hand, zum Beispiel der Zeigefinger, behutsam in die Vagina einfährt, massiert die rechte Hand den Schamhügel und die Schamlippen von außen. Das Klitoris-Köpfchen bleibt noch unberührt. In der Vagina kann der linke Zeigefinger, vielleicht auch zwei Finger, die Vagina nach oben im Schambeingewölbe massieren (da würde ein erigierter Phallus gar nicht so gefühlvoll hinkommen; er würde nur daran vorbeihuschen; daher »... der beste Sex des Lebens!«). Während die linken Finger im Inneren der Vagina das Schambeingewölbe massieren, können zwei Finger der rechten Hand außen die Schamlippen und schlussendlich das Klitoris-Köpfchen massieren. Im Laufe des Liebesspieles lässt sich die rechte Hand (außen) durch den Mund ersetzen. Mit der Zungenspitze das Klitoris-Köpfchen necken, vielleicht ansaugen, vielleicht mit den Lippen/Zähnen zärtlich kneten. Nun ist die rechte Hand frei und kann eine Burstwarze liebkosen. Vielleicht ein überflüssiger Hinweis: Die Fingernägel sollten für dieses Liebesspiel sehr kurz sein!

»Drei-Punkt-Stellung«

Die »T-Stellung« ist nur eine Ausgangsstellung. Eine andere ist zum Beispiel, gleich den Kopf in den Schritt zu legen und mit beiden Händen die Brustwarzen zu kneten. Eine »Drei-Punkt-Stellung«: der Mund an ihrer Vagina und der Klitoris, gleichzeitig werden beide Brustwarzen mit Daumen und Zeigefinger massiert. Dazu liegt die Frau mit gespreizten Schenkeln auf dem Rücken längs vor ihm und er hockt in ihrem Schritt.

Streichelt ihre Oberschenkel, weiter über die Bauchdecke hin zu den Brüsten. Ist er bei den Brüsten angekommen, beginnt er mit dem Lecken an den Schamlippen. Die Finger massieren die Brustwarzen und die Zunge streichelt das Klitoris-Köpfchen. Die Reaktionen der Frau werden ihn leiten. Variationen dieser Stellungen sind selbstverständlich; wichtig ist nur die Dreifaltigkeit: zwei Hände und ein Mund mit Lippen, Zähnen und Zunge.

Das klassische »69er«

Ich glaube, das brauche ich nicht weiter zu erläutern.

DIY – lasst euch was einfallen!

Ich hoffe, ich konnte darlegen, dass ein befreites Liebesspiel mehr und bessere Möglichkeiten bietet als die Erfüllung des Auftrages zur Arterhaltung. Und sicherlich hat jeder bzw. jedes Paar schon einiges ausprobiert. Was mir inzwischen auch sehr gefällt, ist die Möglichkeit, sich unabhängig voneinander einen Orgasmus zu wünschen und auch zu bekommen.

Meine Frau befriedigt mich

Prostata-Massage

Bleibt die Frage, wie ich zu einem Höhepunkt kommen soll, wenn mein praller Schaft nicht mehr prall ist. Ich hatte im Kapitel II Abschnitt A bereits die Funktion, genauer: die Aufgabe der Erektion beschrieben. Die Eichel stimuliert die Vagina. Beim Eingleiten entsteht ein sanfter Rückstau, der durch den prallen Schaft auf die Prostata übertragen wird. Dadurch wird die Prostata massiert und veranlasst so die Ejakulation, das heißt den Orgasmus. Wenn der Phallus nicht mehr prall ist, kann es keinen Rückstau auf die Prostata mehr geben. Insofern fällt der Orgasmus aus oder die Prostata wird von Hand massiert. Drei Möglichkeiten gibt es dazu: die externe Massage durch Druck auf den Damm (liegt zwischen Hodensack und Anus) oder die rektale Massage. Hierbei führt die Frau einen oder zwei Finger durch den Anus ins Rektum ein. Ich empfehle Latexhandschuhe und Gleitcreme. Dritte Möglichkeit: der Einsatz eines Analplugs. Dieser wird mit Präservativ überzogen und mit Gleitcreme eingecremt. Direkt hinter dem Analeingang liegt oberhalb die Prostata (siehe meine Zeichnung). Sie fühlt sich wie eine Walnuss an. Die Prostata wird massiert und dies ersetzt den phallischen Rückstau. Gleichzeitig wird die Eichel mit dem Mund stimuliert. Klassisches Blasen.

Lage der Prostata

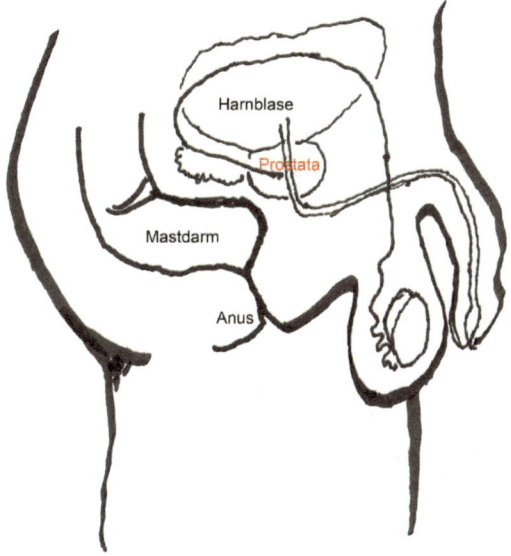

Brustwarzen nicht vergessen

Dazu kann sie noch die männlichen Brustwarzen massieren oder – wer's mag – zärtlich kneifen und dann kann die Post auch abgehen. Es ist sicherlich individuell unterschiedlich, wie männliche Burstwarzen auf Stimulation durch die geliebte Partnerin reagieren. Zu meiner Überraschung haben sich meine Burstwarzen im Alter zu einer wirksamen erogenen Zone entwickelt. Erklären kann ich mir das nicht, aber es funktioniert.

Befriedigung sowohl als auch – das Lecktuch

Etwas überrascht hat mich das Lecktuch; es dient zur oralen hygienischen Stimulation des Analbereiches. Versteht sich fast von selbst, denn im Analbereich, also rund um den Anus, können trotz intensiven Waschens Kolibakterien sein. Die sind schädlich. Um eine Infektion zu vermeiden, empfiehlt sich ein Schutz mit einem Lecktuch. Hier gibt es zwei Sorten: einmal das Tuch aus Latex – dieses Tuch sollte zusätzlich vorher mit Gleitcreme eingeschmiert werden. Der Nachteil bei Latextüchern ist der Geruch, der auch abfärbt. Er könnte beim späteren Knutschen unangenehm sein. Die andere Sorte ist latexfrei, riecht also nicht. Teilweise werden diese Tücher als Maske, so wie bei der Schutzmaske während Corona-Zeiten, angeboten. Sie sind aus transparentem Kunststoff.

Kapitel IV

Abschließende Anmerkungen

Für diese Anmerkungen gehe ich sehr auf Distanz, ich betrachte die Dinge sozusagen aus dem Weltall und nähere mich ähnlich einem Fallschirmspringer dem Ort des Geschehens. Gehen wir davon aus, dass es eine Macht größer als wir selbst gibt. Diese Macht hatte die Idee zur Schöpfung. Zu dieser Idee gehören zwei Auflagen:

1. Jedes Geschöpf bekommt durch Geburt den Auftrag zur Selbsterhaltung.
2. Jedes Geschöpf bekommt durch Geburt den Auftrag zur Arterhaltung.

Die Umsetzung dieser Idee erfolgte in einer »Werkstatt«. Diese Werkstatt nenne ich im Folgenden Evolution. In der Evolution wurden alle Geschöpfe geschaffen, so auch die Säugetiere, darunter auch der Mensch. Die Arbeit der Evolution, das Schaffen von Geschöpfen, richtete sich nach Grundsätzen. Diese Grundsätze lauten:

– Jedes Geschöpf soll sich nähren und schützen können. Das entspricht dem Auftrag zur Selbsterhaltung.
– Jedes Geschöpf soll sich vermehren können. Das entspricht dem Auftrag der Arterhaltung.
– Jedes Geschöpf soll seinen Nachwuchs so lange wie nötig ernähren und schützen können. Das wäre eine Erweiterung des Auftrages zur Arterhaltung.

   – Die Ausgestaltung dieser Grundsätze verändert
     sich im Laufe des Lebens eines Geschöpfes.
So lautet meine These.

Es gibt beim Menschen ein sehr schönes Beispiel für die Veränderungen/geänderten Fähigkeiten während des Lebens. Ein Beispiel aus dem Bereich der Selbsterhaltung – sich schützen können: Eltern von Kleinkindern erlebten bei Mahlzeiten, dass ihre Sprösslinge weder Salat noch Spinat noch Brokkoli aßen. Kleinkinder meiden grünes Gemüse. Einige Jahre später, wenn aus dem Kleinkind ein junger Erwachsener geworden ist, essen sie auch Brokkoli, Spinat, Salat und auch anderes grünes Gemüse. Einiges nicht, anderes mit Heißhunger. Wie ist das möglich?

Ein Gedanke vorab: Wir leben in einer zivilisierten Gesellschaft. Aber die Errungenschaften der Zivilisation waren der Evolution bei der Schaffung der Geschöpfe, unter anderem des Menschen, nicht bekannt, hatten also keinen Einfluss auf den Schaffensprozess.

Meine vermutete Erklärung: Kleinkinder sind klein, hocken und krabbeln über den Boden, leben also erdnah, nah an Pflanzen und sonstigem Grünzeug. Kleinkinder sind neugierig und haben noch keine Lebenserfahrung. Sie haben eine orale Phase. In dieser Phase stecken sie alles in den Mund. Es könnte etwas dabei sein, das giftig ist. Da Kleinkinder noch keine Erfahrung haben, was gesund oder giftig ist, brauchen sie einen Schutzmechanismus. Der Schutzmechanismus liegt auf der Zunge – das ist wörtlich zu nehmen. Denn Kleinkinder haben ca. 10 000 Geschmacksrezeptoren. Erwachsene Menschen haben nur noch ca. 2 000 Rezeptoren. Durch die große Anzahl von Rezeptoren werden Giftstoffe/Bitterstoffe frühzeitig vom Körper des Kleinkindes erkannt und schlichtweg wieder ausgespuckt. So können sie dem Kind nicht schaden. Salate, Brokkoli, Spinat und Ähnliches hat ebenfalls Bitterstoffe. Sie werden von den Geschmacksrezeptoren als Giftstoff klassifiziert und ausgespuckt. Es ist ein Schutzmechanismus im Sinne der Selbsterhaltung – sich schützen. Für den erwachsenen Menschen ist dieser Schutzmechanismus nicht mehr nötig, da er gelernt hat, gesunde von giftigen Stoffen zu unterscheiden. Deshalb kann der erwachsene Mensch grünes Gemüse mit Heißhunger und Genuss essen. Im Ergebnis verliert ein Mensch innerhalb weniger Jahre ca. 8 000 Geschmacksrezeptoren, das heißt 80 % seiner Fähigkeit, steigert dadurch aber seine Genussfähigkeit.

Natürlich verfügt ein Mensch über viel mehr Schutzmechanismen, aber dieses Beispiel macht deutlich, wie sich die Ausgestaltung des Auftrages zur Selbsterhaltung und damit das Sich-Schützen im Laufe des Lebens verändern.

Bezogen auf den Sex des älteren Mannes lässt sich Folgendes plausibel vermuten: Ein junger Mann, 35 Jahre, möchte mit seiner Frau eine Familie gründen. Also seinen bzw. ihren Auftrag zur Arterhaltung erfüllen. Der junge Mann in diesem Alter wäre auch kräftig genug, zusammen mit anderen jungen Männern seine Nachkommen zu ernähren und zu schützen. In der Evolution bedeutete Ernähren, ein Mammut zu jagen und zu erlegen, damit die Familie über den Winter genug zu essen hatte. Schützen bedeutete, den Säbelzahntiger zu vertreiben, beispielhaft angenommen. Wie oben beschrieben hatte die Evolution noch keine Ahnung von unserer heutigen Zivilisation. Dreißig Jahre später, der Nachwuchs ist inzwischen erwachsen, kann der inzwischen 65-Jährige kein Mammut mehr erlegen oder einen Säbelzahntiger vertreiben. Er ist kräftemäßig zu schwach dafür. In der Logik der Evolution bedeutet das auch, der ältere Mann kann den Auftrag zur Arterhaltung nicht mehr erfüllen; er soll keine Kinder mehr zeugen und deshalb hat er auch keine Erektion mehr. Es ist also eine natürliche, evolutionär bedingte – und somit gewünschte – körperliche Verfassung des älteren Mannes.

Oder andersherum: Er ist von dem Auftrag zur Arterhaltung befreit.

Wenn diese körperliche Verfassung des älteren Mannes, das heißt das Ausbleiben der Erektion trotz sexueller Reize, in Medien eine »erektile Dysfunktionalität« genannt wird, so ist das eigentlich falsch. Erektile Dysfunktion ist es, wenn ein jüngerer Mann im zeugungsfähigen Alter mit Kinderwunsch keine Erektion bekommt. Der Begriff der erektilen Dysfunktion wird, so vermute ich, eher von Marketingabteilungen der pharmazeutischen Industrie verwandt, um die natürliche körperliche Verfassung des älteren Mannes als ein Problem zu stigmatisieren und sofort eine passende Lösung anzubieten. Kostenpflichtig selbstverständlich.

Mit dem Sex, dem befreiten Liebesspiel des älteren Mannes, hat das nichts zu tun; selbstverständlich steht es jedem frei, sich durch Potenzpillen zur Befriedigung zu bringen. Ich selber nehme inzwischen täglich ein 5-mg-Tadalafil-Präparat; genauso wie ich meine Nahrungsergänzungen täglich einnehme. Das Präparat hat bei mir keine Nebenwirkung und unterstützt das Anschwellen meines Phallus, wenn ich mal Lust auf Vögeln habe. Aber es dient nur meinem Orgasmus, für den Orgasmus meiner Frau reicht das nicht aus. Meines Erachtens ist das also nur eine Möglichkeit neben der manuellen und/oder oralen Befriedigung. Letztere finde ich unabhängiger, gefühlvoller, individueller und intimer.

Einige Worte in gemeinsamer Sache:

Wenn ich als Autor einen solchen Text verfasse, so ist das ein Alleingang. Die Bearbeitung dieses Themas beinhaltet sehr viele Unterthemen. Bei jedem dieser Unterthemen musste ich überlegen und entscheiden, ob ich dieses Unterthema bearbeite, und wenn ja wie intensiv ich Fragen und Folgefragen nachgehe. Dieses Buch erhebt keinen Anspruch auf die Qualität eines medizinischen oder psychologischen Fachbuches – es bleibt oberflächlich. Daher kann es gut sein, dass Sie als Leserin oder Leser noch offene Fragen bearbeitet wissen möchten. Eine gute Möglichkeit, mir das mitzuteilen, bieten Rezensionen; dort können Sie mich wissen lassen, was Sie von dem Buch halten und welche Fragen noch offen sind. Ihre Fragen und deren Bearbeitung könnten für eine zweite Auflage sehr nützlich sein. Letztlich dient Ihre Rezension auch der Enttabuisierung dieses Themas. Eine Bitte: Nennen Sie außer Ihrem Vor- und Nachnamen auch Ihr Alter in Klammern.

Für Ihre Bemühungen vielen Dank im Voraus!

Anhang mit Hinweisen und Suchbegriffen

In diesem Teil des Buches möchte ich auf einige Informationsquellen hinweisen. Neben Büchern und Fach- wie auch Tageszeitungen bietet das Internet eine unüberschaubare Menge an Informationen. Um das Informationsangebot einzugrenzen, ist die Eingabe im Suchfeld der jeweiligen Plattform entscheidend.

Im Folgenden schlage ich einige Begriffe vor, die mir schnell Informationen hervorzubringen scheinen; das sind sowohl Sachbegriffe als auch Namen von Ärztinnen und Ärzten und Sexualtherapeutinnen und Sexualtherapeuten. Ich möchte aber ausdrücklich darauf hinweisen, dass diese Vorschlagsliste in keiner Weise abschließend ist; sie ist nur eine Empfehlung zum Einstieg. Anfangen möchte ich mit Suchmaschinen wie zum Beispiel Google als Stellvertreter für alle anderen Suchmaschinen. Je präziser das Suchwort bzw. die Suchwörter sind, desto überschaubarer ist das Informationsangebot. Wenn man zum Beispiel nur das Wort »Sexratgeber« in das Suchfeld eingibt, bekommt man jede Menge Buchtitel als Vorschlag. Ist nicht das, was wir wollen; also schränken wir die Suche durch weitere Suchbegriffe ein, wie zum Beispiel »Sexratgeber für Frauen« bzw. »für Männer«. Dadurch wird das Info-Angebot schon deutlich eingeschränkt und man kann bei der Übersicht schon die richtigen Quellen raussuchen. Suchmaschinen haben den Nachteil, dass sehr viele

Produktanbieter ihre Waren auf diesem Wege anbieten; das heißt, die ersten Seiten sind von gesponserter Werbung voll. Außerdem ist dieses Suchergebnis noch sehr allgemein; präziser wird es, wenn man Körperteile der Frau oder des Mannes eingibt. Zum Beispiel für Frauen bzw. für Männer, die mehr über die Anatomie der Frau wissen wollen. Sehr sachlich: Wikipedia

- Vulva,
- Vagina,
- Klitoris,
- G-Punkt,
- Prostata,
- Vaginaler Orgasmus,
- Klitoraler Orgasmus,
- Analer Orgasmus.

Weitere Suchbegriffe ergeben sich aus den gewonnenen Informationen.

Beispielhafte Suchbegriffe für Männer,
   oberflächlich, aber gut als Einstieg:
- Sexratgeber ältere Männer,
- Erektile Dysfunktionalität,
- Sex im Alter.

Für sehr viele ältere Männer ist eine gutartige Vergrößerung der Prostata ein Teil des alltäglichen Lebens. Da die Prostata beim Mann das Zentrum sexueller Aktivitäten ist, wäre es auch gut, sich zuerst mit der natürlichen Verkleinerung, der Abschwellung der Prostata durch Lebensmittel, zu beschäftigen. Dazu gibt es auch Informationen durch die Suchfeldeingabe: »Verkleinerung der Prostata«.

Nahrungsergänzungsmittel: Sabal Brennnessel Salbei/L-Arginin

In diesen Informationen sind auch Hinweise auf eine altersgemäß gesunde Ernährung, wie ich sie in den Handlungsempfehlungen auch schon empfohlen habe.

In den Suchmaschinen werden auch sehr viele kostenpflichtige Medikamente und Potenzmittel zum Bestellen angeboten. Insofern sind Suchmaschinen für den älteren Mann nicht die richtigen Quellen zur sachlichen Information. Hier empfiehlt sich der Einstieg in YouTube.

Bei YouTube werden Erklärvideos zu den Themen geboten. Entweder man sucht über einen fachlichen Begriff wie zum Beispiel »Sex im Alter«. In der Ergebnisliste kann man schnell sehen, welches Video für einen selbst etwas taugt.

Außer sachlichen Suchbegriffen kann man auch namentliche Begriffe eingeben; Namen von Krankenkassen, Kliniken und Ärzten und auch persönliche Namen:
- DAK-Gesundheit/@doktorsex
- Die-Techniker Dr. Johannes
- Urologie am Ring (5 natürliche Alternativen zu Viagra)
- Lovebetter
- www.maennergesundheit.info
- Dr. med. Sheila de Liz

- Ann-Marlene Henning
- Gianna Bacio
- Alejandro Miranda-Sousa, MD – Urology Experts
- Gavin Sexton
- Dr. Johannes Wimmer
- Volker Wittkamp

Einige Suchbegriffe für Details zum Liebesspiel:
- Sextoys
- Analplug
- Lecktücher
- Latexfreie Lecktücher
- Oral Dams
- Gleitcreme

Diese Liste ist selbstverständlich nicht vollständig. Wenn man sich mit einigen Suchbegriffen eingearbeitet hat, ergeben sich aus den gewonnenen Informationen neue Suchbegriffe, die jeder für sich erforschen kann.

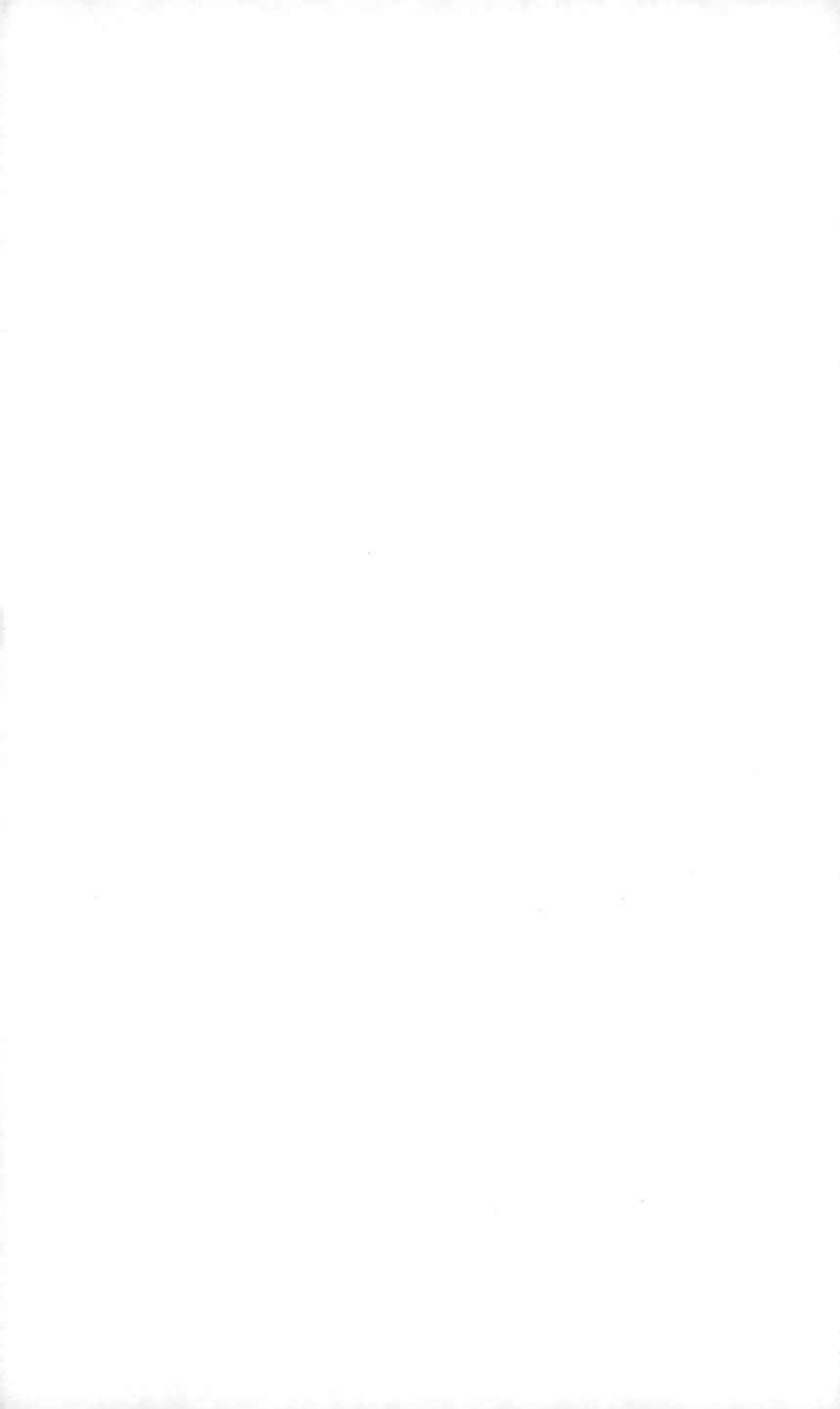